ジェネラリスト必携！

この皮膚疾患の
この発疹

編集

宮地 良樹
京都大学名誉教授

安部 正敏
医療法人社団廣仁会札幌皮膚科クリニック　院長
褥瘡・創傷治癒研究所

医学書院

ジェネラリスト必携！　この皮膚疾患のこの発疹

発　行	2019年3月31日　第1版第1刷Ⓒ
	2020年9月15日　第1版第2刷

編　集　宮地良樹・安部正敏

発行者　株式会社　医学書院
　　　　代表取締役　金原　俊
　　　　〒113-8719　東京都文京区本郷1-28-23
　　　　電話　03-3817-5600(社内案内)

印刷・製本　アイワード

本書の複製権・翻訳権・上映権・譲渡権・貸与権・公衆送信権(送信可能化権を含む)は株式会社医学書院が保有します.

ISBN978-4-260-03680-1

本書を無断で複製する行為(複写，スキャン，デジタルデータ化など)は，「私的使用のための複製」など著作権法上の限られた例外を除き禁じられています．大学，病院，診療所，企業などにおいて，業務上使用する目的(診療，研究活動を含む)で上記の行為を行うことは，その使用範囲が内部的であっても，私的使用には該当せず，違法です．また私的使用に該当する場合であっても，代行業者等の第三者に依頼して上記の行為を行うことは違法となります．

JCOPY　〈出版者著作権管理機構　委託出版物〉
本書の無断複製は著作権法上での例外を除き禁じられています．複製される場合は，そのつど事前に，出版者著作権管理機構(電話 03-5244-5088，FAX 03-5244-5089，info@jcopy.or.jp)の許諾を得てください．

執筆者一覧（50音順）

浅井　純	京都府立医科大学大学院皮膚科学　講師
足立厚子	兵庫県立加古川医療センター皮膚科　部長
安部正敏	医療法人社団廣仁会札幌皮膚科クリニック　院長／褥瘡・創傷治癒研究所
池田政身	高松赤十字病院皮膚科
爲政大幾	大阪国際がんセンター腫瘍皮膚科　主任部長
乾　重樹	大阪大学大学院皮膚・毛髪再生医学　特任教授
岩崎泰政	岩崎皮ふ科・形成外科　院長
江畑俊哉	ちとふな皮膚科クリニック　院長
遠藤幸紀	東京慈恵会医科大学附属柏病院皮膚科　部長
尾見徳弥	クイーンズスクエアメディカルセンター皮膚科　部長
加来　洋	香川大学皮膚科学　講師
葛西健一郎	葛西形成外科　院長
片山一朗	大阪市立大学大学院色素異常症治療開発共同研究部門　特任教授
加藤則人	京都府立医科大学大学院皮膚科学　教授
門野岳史	聖マリアンナ医科大学皮膚科学　教授
椛島健治	京都大学大学院皮膚科学　教授
菊地克子	医療法人社団廣仁会仙台たいはく皮膚科クリニック　院長
是枝　哲	これえだ皮フ科医院　院長
佐藤貴浩	防衛医科大学校皮膚科学　教授
柴田真一	SSクリニック　院長
白濱茂穂	聖隷三方原病院皮膚科
神人正寿	和歌山県立医科大学皮膚科　教授
清島真理子	岐阜大学大学院皮膚病態学　教授
高橋健造	琉球大学大学院皮膚科学講座　教授
竹田公信	金沢医科大学皮膚科　准教授
竹之内辰也	新潟県立がんセンター新潟病院　副院長
立花隆夫	大阪赤十字病院皮膚科　部長
立石千晴	大阪市立大学大学院皮膚病態学　准教授
谷岡未樹	谷岡皮フ科クリニック　院長
玉井克人	大阪大学大学院再生誘導医学寄附講座　寄附講座教授
田村敦志	伊勢崎市民病院皮膚科　診療部長
千貫祐子	島根大学皮膚科　講師

常深祐一郎	埼玉医科大学皮膚科　教授
鶴田大輔	大阪市立大学大学院皮膚病態学　教授
鳥居秀嗣	東京山手メディカルセンター皮膚科　診療部長
中川浩一	大阪府済生会富田林病院皮膚がんセンター　センター長
中島沙恵子	京都大学皮膚科学　講師
中野　創	弘前大学大学院皮膚科学　准教授
中村健一	ドクターケンクリニック　院長
中村元信	産業医科大学皮膚科学　教授
夏秋　優	兵庫医科大学皮膚科学　准教授
野村尚史	京都大学皮膚科学　特定准教授
馬場直子	神奈川県立こども医療センター皮膚科　部長
林　伸和	虎の門病院皮膚科　部長
日野治子	関東中央病院　特別顧問
藤澤康弘	筑波大学皮膚科　准教授
古川福実	高槻赤十字病院　病院長
益田浩司	京都府立医科大学大学院皮膚科学　准教授
松尾光馬	中野皮膚科クリニック　院長
三石　剛	東京女子医科大学八千代医療センター皮膚科　診療科長
宮地良樹	京都大学名誉教授
村上正基	愛媛大学大学院皮膚科学　准教授
茂木精一郎	群馬大学大学院皮膚科学　准教授
森田栄伸	島根大学皮膚科　教授
森脇真一	大阪医科大学皮膚科　教授
安田正人	群馬大学医学部附属病院皮膚科　講師
山﨑研志	東北大学大学院皮膚科学　准教授
吉田雄一	鳥取大学皮膚科　准教授
渡辺大輔	愛知医科大学皮膚科　教授
渡辺秀晃	昭和大学皮膚科　教授

序

　皮膚科診療の第一歩は発疹の診断から始まる。もちろん，問診や発疹以外の理学的所見から診断のヒントを掴むことは少なくないが，なんと言っても"発疹を読む"ことからすべてが始まると言っても過言ではない。発疹の診断はいわば"発疹の画像診断学"なので，ちょうど胸部X線写真の読影のときに，肺野・血管陰影・縦隔と画像を分画して診断を進めるように，発疹を二次元，三次元の所見に分けて色調，隆起や陥凹，病変の深達度などを勘案しながら診断をすることになる。その際に熱感や圧痛，下床との可動性，波動など，単なる画像では把握できない情報も瞬時に触診で収集しているわけである。

　昨今のAIの長足の進歩により，病理診断やCT・MRIなどの画像診断も，いずれはAI診断に凌駕されると考えるむきもあり，発疹の診断もその潮流にのみ込まれる懸念は払拭できない。実際，"ディープラーニング（深層学習）"と呼ばれるAIの手法を用いた皮膚腫瘍診断補助システムの実用化も近い。これらは，いずれ遠隔診断を含めた皮膚科診断学の様相を変容させるであろう。しかし，われわれの五感を駆使したオーソドックスな発疹診断学は炎症や変性疾患を含めた広いジャンルで今後も不滅であろうと思われる。

　本書では，必ずしも皮膚を専門としない臨床医の先生方に"これぞ典型"と思われる臨床写真を提示しながら，発疹診断のコツとツボを惜しげもなく提示したが，おそらく皮膚科専門医にとってもあらためて発疹を見つめ直す好機となろう。主に日常外来診療で遭遇すると思われるありふれた皮膚疾患をとりあげたが，"よく見るけどなんだろう？"という疑問が氷解するように，ディープな皮膚疾患も，「この発疹を一発診断できますか？」という章を設けて一部とりあげた。

　"この疾患のこの発疹"という典型疹を学ぶ中で，ひと目で診断できる皮膚疾患のレパートリーを増やすだけでなく，多彩なcommon skin diseasesのバリエーションをもカバーできるような皮膚科診断学の醍醐味をひとりでも多くの先生方に会得していただければ編者としてこれにまさる喜びはない。

平成最終年春
編者を代表して
宮地良樹

目次

序 .... 宮地良樹　v

対談 胸部 X 線写真のように発疹を読み解こう！ .... 宮地良樹・安部正敏　1

1. 湿疹・皮膚炎群

アトピー性皮膚炎
　①アトピックドライスキン .... 加藤則人　12
　②dirty neck .... 片山一朗　14
　③Hertoghe 徴候, Dennie's line .... 加藤則人　16
　④pearly nail .... 宮地良樹　18
　⑤白色皮膚描記症 .... 安部正敏　19

その他の湿疹・皮膚炎群
　①貨幣状湿疹 .... 中村健一　21
　②皮脂欠乏性湿疹 .... 宮地良樹　23
　③脂漏性皮膚炎 .... 中村健一　25
　④異汗性湿疹（汗疱） .... 足立厚子　27
　⑤シイタケ皮膚炎 .... 立花隆夫　30
　⑥Vidal 苔癬（単純性苔癬） .... 菊地克子　32

2. 蕁麻疹・痒疹・皮膚瘙痒症

蕁麻疹群
　①特発性蕁麻疹 .... 益田浩司　34
　②コリン性蕁麻疹 .... 森田栄伸　36
　③血管性浮腫 .... 千貫祐子　38

痒疹群
　①結節性痒疹 .... 佐藤貴浩　40
　②色素性痒疹 .... 宮地良樹　42

皮膚瘙痒症 .... 江畑俊哉　44

3. 紅斑・紅皮症

結節性紅斑 .... 清島真理子　47
丘疹紅皮症（太藤） .... 古川福実　49

4. 薬疹

Stevens-Johnson 症候群	中島沙恵子	51
固定薬疹	渡辺秀晃	53
手足症候群	浅井　純	55

5. 膠原病

エリテマトーデス
　①頬部紅斑　……………………………………………………………… 宮地良樹　57
　②凍瘡状エリテマトーデス　……………………………………………… 宮地良樹　60
強皮症　……………………………………………………………………… 茂木精一郎　61
皮膚筋炎　…………………………………………………………………… 神人正寿　65
Sjögren 症候群　…………………………………………………………… 片山一朗　69
Behçet 病　………………………………………………………………… 茂木精一郎　72

6. 物理化学的皮膚障害

薬剤性光線過敏症　………………………………………………………… 森脇真一　74
ポルフィリン症　…………………………………………………………… 森脇真一　78
褥瘡　………………………………………………………………………… 立花隆夫　80
凍傷　………………………………………………………………………… 立花隆夫　83

7. 水疱症・膿疱症

自己免疫性水疱症
　①水疱性類天疱瘡　……………………………………………… 立石千晴・鶴田大輔　85
　②尋常性天疱瘡　………………………………………………… 立石千晴・鶴田大輔　87
　③落葉状天疱瘡　………………………………………………… 立石千晴・鶴田大輔　89
先天性・後天性表皮水疱症　……………………………………………… 玉井克人　91
掌蹠膿疱症　………………………………………………………………… 村上正基　94
好酸球性膿疱性毛包炎（太藤病）　………………………………………… 野村尚史　97

8. 角化症

尋常性魚鱗癬　……………………………………………………………… 高橋健造　99
Darier 病　………………………………………………………………… 高橋健造　102
長島型掌蹠角化症　…………………………………………………… 加来　洋・椛島健治　104
胼胝・鶏眼　………………………………………………………………… 是枝　哲　106

顔面毛包性紅斑黒皮症 ·· 宮地良樹 108

9. 炎症性角化症

乾癬 ·· 遠藤幸紀 109
Gibertばら色粃糠疹 ··· 鳥居秀嗣 112
扁平苔癬 ··· 鳥居秀嗣 114

10. 色素異常症

尋常性白斑（全身型・分節型）·· 谷岡未樹 116
肝斑と後天性真皮メラノサイトーシス ·· 葛西健一郎 119

11. 代謝異常症

眼瞼黄色腫 ·· 中野 創 121
亜鉛欠乏症 ·· 中野 創 122

12. 付属器疾患

酒皶 ·· 山﨑研志 124
ニキビ（尋常性痤瘡）·· 林 伸和 126
ステロイド痤瘡 ··· 林 伸和 130
円形脱毛症 ·· 中村元信 132
男性型脱毛症 ··· 乾 重樹 136
陥入爪・巻き爪 ··· 田村敦志 139

13. 母斑・母斑症

青色母斑 ··· 尾見徳弥 141
太田母斑 ··· 尾見徳弥 143
脂腺母斑 ··· 岩崎泰政 145
神経線維腫症1型（Recklinghausen病）··· 吉田雄一 147

14. 良性腫瘍

脂漏性角化症 ··· 中川浩一 149
炎症性表皮囊腫 ··· 中川浩一 152
老人性血管腫 ··· 安田正人 155
血管拡張性肉芽腫 ··· 安田正人 156

グロムス腫瘍 .... 安田正人 157
眼瞼汗管腫 .... 柴田真一 158
稗粒腫 .... 柴田真一 159

15. 悪性腫瘍

日光角化症 .... 竹之内辰也 160
乳房外 Paget 病 .... 門野岳史 162
血管肉腫 .... 藤澤康弘 164
悪性黒子 .... 爲政大幾 166

16. ウイルス感染症

再発性口唇ヘルペス .... 渡辺大輔 168
再発性性器ヘルペス .... 渡辺大輔 170
帯状疱疹 .... 渡辺大輔 172
麻疹 .... 日野治子 174
風疹 .... 日野治子 176
突発性発疹 .... 馬場直子 179
伝染性紅斑 .... 馬場直子 181
手足口病 .... 馬場直子 183
尖圭コンジローマ .... 三石　剛 185
伝染性軟属腫 .... 三石　剛 187

17. 細菌感染症

伝染性膿痂疹（とびひ） .... 白濱茂穂 189
丹毒 .... 白濱茂穂 191
蜂窩織炎 .... 池田政身 193
化膿性汗腺炎 .... 池田政身 195

18. 真菌感染症

角質増殖型足白癬 .... 竹田公信 197
爪白癬 .... 常深祐一郎 199
癜風 .... 竹田公信 204
マラセチア毛包炎 .... 常深祐一郎 206
スポロトリコーシス .... 安部正敏 208

19. 性感染症

梅毒
- ①初期硬結 ………………………………………………… 松尾光馬 210
- ②ばら疹 …………………………………………………… 松尾光馬 212

20. 虫による皮膚疾患

チャドクガ皮膚炎 …………………………………………… 夏秋　優 214
疥癬 …………………………………………………………… 夏秋　優 216
ケジラミ症 …………………………………………………… 夏秋　優 218

21. この発疹を一発診断できますか？

糖尿病に伴う皮膚症状 ……………………………………… 安部正敏 219
透析に伴う皮膚症状 ………………………………………… 安部正敏 221
悪性腫瘍に伴う皮膚症状 …………………………………… 安部正敏 225
副乳 …………………………………………………………… 田村敦志 228
真珠様陰茎小丘疹 …………………………………………… 安部正敏 229
フォアダイス状態 …………………………………………… 安部正敏 230
陰部軟属腫 …………………………………………………… 宮地良樹 231
IVR による放射線皮膚障害 ………………………………… 宮地良樹 233
Sutton 母斑 ………………………………………………… 谷岡未樹 234
外陰部被角血管腫 …………………………………………… 田村敦志 235
爪甲鉤彎症 …………………………………………………… 田村敦志 236
老人性面皰 …………………………………………………… 安部正敏 238
肛門仙骨部皮膚アミロイドーシス ………………………… 田村敦志 239
肛囲溶連菌性皮膚炎 ………………………………………… 安部正敏 240

COLUMN

白癬菌抗原キット …………………………………………… 常深祐一郎 203

索引 …………………………………………………………………………… 241

ブックデザイン：菊地昌隆

対談
胸部X線写真のように発疹を読み解こう！
宮地 良樹 ✕ 安部 正敏

宮地 よく他科の先生から発疹の読み方を聞かれるのですが，私は「画像診断と同じ」とお答えします。内科の先生方が，たとえば胸部X線写真を読む場合には，学生時代に学んだように，まず肺野をみる，骨をみる，血管をみる，縦隔をみるなどと，コンポーネントに分けてみていくと思います。発疹も，そういうふうに読んでいくことになります。この本は非専門医の先生方を対象として，"絵合わせ"的なパターン認識で，各疾患に典型的な発疹を覚えていただくことを主眼としています。そこを押さえたうえで，一歩進み，"発疹を読み解く知識"を身につければ，典型疹からちょっとずれた場合でも対応できるようになるのではないでしょうか。そういった趣旨で，この対談を行おうと思ったわけです。

皮膚科医はどう発疹を読み解いている？

宮地 安部先生は，私が群馬大学教授時代の研修医1期生です。もうだいぶ昔になりますが，先生が皮膚科医になったころを思い出してみてください。発疹を読むのはけっこう大変でしたか。どういうトレーニングを受けましたか。

安部 トレーニングとしては，原発疹，続発疹*，その他の発疹に分けて，カルテに発疹の特徴を徹底的に記載しました。最初のころは，まずは自分で書いてみて，それを先輩が書いたものと突き合わせて，「ああ，こう表現するんだ」と覚えていきました。群馬大学では，現症を記載する意味と重要性を教わりました。書きながら鑑別疾患を頭に思い浮かべていって，書き終わったときには3つぐらいに絞られているのです。つまり，「思考過程を残す」ということを習ったのだと思います。

---

*原発疹：皮膚面に最初に現れる発疹。皮疹の最小構成単位であるといえる。紅斑，紫斑，白斑，色素斑，丘疹，結節，水疱，膿疱，膨疹，囊腫など。
続発疹：原発疹や他の続発疹に次いで出てくる発疹。鱗屑，落屑，痂皮，表皮剥離，びらん，潰瘍，亀裂，膿瘍，瘢痕，萎縮など。

宮地　群馬大学はそういう伝統があったのですが，正直に言うと，私の出身の京都大学にはあまりなかったのです。だから私は，そういう発疹の記載をあまりしていませんでした。それで，赴任した当初，「先生，もっとカルテを書いてください」と注意されました。「写真を撮ったらわかるじゃないか」とそのときは思ったのですが，実際に発疹を，たとえば境界がどうだとか，表面がどうだとか，色調がどうだとか，触ってみてどうかとか，いろいろなコンポーネントに分解して記載することによって発疹を読む力が向上しましたね。皮膚科では，発疹を記載することは基本のキだと思います。

発疹を読む力を養うためにはどう読めばよいか？

宮地　私は『宮地教授直伝　発疹のみかた』（メディカルレビュー社）という本を出して，他科の医師向けに，どうやって発疹を読めばよいかをまとめました。発疹の読み方については，その本でも解説しましたが，まず原発疹を二次元か，三次元かで分けます。つまり，隆起や陥凹があるかないかで分類します。平面であれば二次元ですよね。二次元の発疹には，紅斑，紫斑，色素斑，白斑の4つしかないので，そのどれかになります（図1）。紅斑と紫斑の区別は，押さえたら消えるかどうかでわかります。押さえて消えるのが紅斑で，消えないのが紫斑です。あとは黒や褐色，黄色など色の分類だけです。もちろん，白斑でも色の抜け方が完全か，不完全かとか，境界がどうかということはありますが，二次元の発疹は疑いの余地なく記載できるのではないでしょうか。

安部　時に内科の先生方にレクチャーをする機会をいただきます。そこで内科の先生方とお話をすると，押して消えるか，消えないかで紅斑と紫斑が区別できるということと，発疹の下で何が起きているかを結び付けて理解できていない方が多い印象があります。発疹の下で起きていることにも注目してみていただければ，かなりのスキルアップにつながるのではないでしょうか。

宮地　それは大事なことですね。われわれ皮膚科医は，皮膚の病理をみているので，発疹をみたら「ああ，皮膚ではこういうことが起こっているのだろうな」とわかる。たとえば，紫斑というのは"血管が破綻して赤血

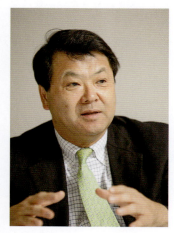

宮地　良樹
京都大学名誉教授

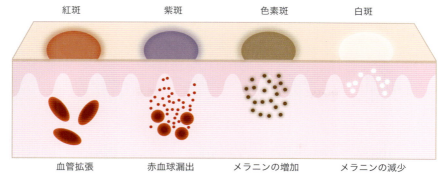

図1 二次元の発疹
(宮地良樹:宮地教授直伝発疹のみかた. メディカルレビュー, p42, p44, p46, 2013 より)

球が出た状態"です。また，IgA血管炎——以前はアナフィラクトイド紫斑と呼びましたが——であれば，palpable purpura といって，炎症細胞浸潤があるから紫斑が少し盛り上がります。そういうことまで加味して発疹をみることが大切だと思いますね。ただ，基本はまず紅斑，紫斑，色素斑，白斑の4つの斑を見分けることで，その次のステップとして，さらにどういう特徴のある斑かをみていくということだと思います。

安部　他科の先生から非常にわかりやすかったと言っていただけたのが用語の話です。たとえば胸部X線写真だと"シルエットサイン"というように，所見に関する用語は誰が聞いてもテクニカルタームだとわかるものです。ところが，皮膚科の用語は，紅斑，紫斑というように色がつく日本語であるがゆえに，何となく誤解してしまうところがあるのです。それを，「紅斑は押して消える。ということは，血管が壊れていないんですよ。紫斑というのは血管が壊れているんですよ」「発赤という用語は，単に表面が赤い状態をさすだけで，病理組織学的なアセスメントができない用語なので，できるだけ使わないほうがいいですよ」というような話をしています。そこを整理したうえで，1例1例をみていただくと，より理解しやすいと思います。

宮地　解剖と病理を合わせて理解するということ

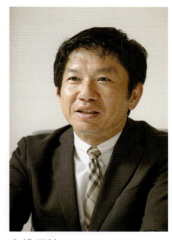

安部 正敏
医療法人社団廣仁会
札幌皮膚科クリニック院長

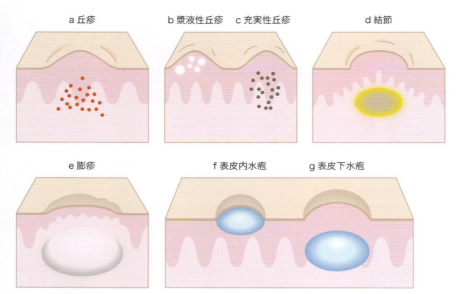

図2 三次元の発疹
（宮地良樹：宮地教授直伝発疹のみかた．メディカルレビュー，p42，2013より）

ですよね。白斑はメラニンという色素が抜けているから白くなるわけです。逆に黒くなるのはメラニンが濃くなるということです。黄色くなれば，他の色素，たとえばカロチンが増えているということでしょう。そういうことを頭に入ておくとよいでしょう。

安部　三次元の発疹はどのようにみていけばよいでしょうか。

宮地　三次元の発疹は結構多いです。盛り上がりの具合によって，丘疹（図2a〜c）であったり，結節（図2d）であったり，腫瘍，腫瘤であったり，陥凹する場合もあります。発疹が盛り上がっているのであれば，massが増えているから盛り上がるわけです。丘疹のように比較的表面に近いところで，細かい水疱や浸潤細胞があれば，境界が鮮明にプチュッと盛り上がります。反対に，深いところにあればボヤッと盛り上がる。また，蕁麻疹の場合には膨疹（図2e）というミミズ腫れができます（→34頁）。これは真皮の一時的なむくみですから，当然境界は不鮮明です。24時間以内に跡形もなく消えると定義されていて，かゆみもあります。むくめば血管も拡張するから赤くなります。落屑があったら，これは角化の異常があるから皮がむけているんだなと想像するとか，このように1個1個の発疹が，どこで何が起こっているために生じているのかということを想像しながらみる習慣をつけておくとよいでしょう。

安部　ありふれた三次元の発疹というと，水疱（図 2f, g）があります。水ぶくれができちゃったと。水疱ができる原因として多いのは，熱傷やヘルペス（→ 168, 170 頁），とびひ（伝染性膿痂疹→ 189 頁）などでしょうか。

宮地　もちろん，そういった common disease が多いです。しかし，原因がわからない水疱は重症の可能性があります。つまり，自己免疫性水疱症（→ 85 頁）や薬疹（→ 51 頁）の可能性があるということです。思いあたる原因がないのに水疱が出てきたら，重症じゃないかと考えたほうがいいと思います。

安部　水疱の中に白血球が溜まって，膿が溜まっているものが膿疱ですね。

宮地　膿疱の場合，他科の先生は，まず感染症を考えて，抗菌薬を処方する方が多いです。でも，膿疱をきたす疾患は細菌や真菌による感染症だけではありません。微生物なしにできる無菌性の膿疱もあります。白血球を引っ張るものがあれば，膿疱はできるわけですから，微生物がなくてもできうるのです。実は，無菌性膿疱は意外と多いです。膿疱性乾癬とか，掌蹠膿疱症（→ 94 頁）とか，そういう疾患は調べてみても細菌はいません。

安部　むしろ無菌性膿疱に重症疾患が多いということは知っておくべきですね。膿疱をみた際は要注意です。

宮地　発疹をみる力を養うためには，このようにして二次元と三次元を組み合わせてみていくことが大切です。いま目に見える発疹について，皮膚のどの部分にどういう変化があるというように分解していくこと，これに尽きると思います。本書で"絵合わせ"的に各疾患の典型疹を覚えたら，ぜひ発疹を分解してみていくことにもチャレンジしてほしいと思います。そこまで踏み込めば発疹をみるのが面白くなってくるはずです。

診察室のドアが開いたら，まず患者の顔をみてみよう！

安部　実際の診療の流れに則して考えると，どのように患者を診ていけばよいでしょうか。

宮地　患者がドアを開けて診察室に入ったときに，まず顔をみますよね。そこで患者の表情とか，精神状態がわかりますが，顔をみただけで診断ができる病気というのも少しあります。たとえば強皮症の症状の 1 つに顔の表情がなくなってしまう仮面様顔貌があります（図 3）。「最近，表情がきつくなった」とか，「表情が乏しくなった」と言われて受診する患者がいますが，これはパッと見てわかることがあります。あとは，珍しい病気ですが，ガーゴイリズム（遺伝性ムコ多糖症にみられる特徴的な顔貌。西洋建築にみられる雨樋の機能をもった彫刻ガーゴイルが語源）とか，Werner 症候群などは顔を見ただけでわかること

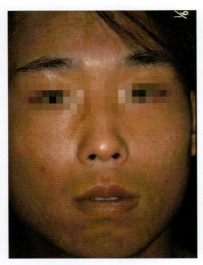

図3 仮面様顔貌

があります。そして患者が椅子に座ってからみるものには皮膚の色があります。たとえば内科だったら黄疸があるかをみると思いますが、皮膚科ではメラニン色素で黒くなっていないかどうかをみます。肌が黒ければAddison病やPOEMS症候群があるんじゃないか、といったように疑ってみます。

発疹の分布，所見のパターンをみる

宮地　次に発疹の分布をみます。ニキビ（痤瘡）は、脂腺性毛包という1本の毛穴にたくさんの脂腺があるような毛穴にしかできない疾患です（→126頁）。脂腺性毛包は顔と胸と背中にしかありませんから、手のニキビとか、足のニキビはないわけです。Paget病はアポクリン腺から発生しますから、アポクリン腺があるような外陰部、乳輪、腋窩、臍と発生部位が決まっています（→162頁）。また、日光の当たる部位にできる疾患に光線過敏症があります。これも露光部だけにできるという特徴を押さえておけば診断の手がかりになります。このように、決まった部位に出る発疹は、発生部位が診断の1つの根拠になります。疾患に特徴的な所見ということでは、ニキビには似た病気が山ほどあります。でも、面皰はニキビにしかありません。これは毛穴がつまっているということです。だから、面皰があるかどうかを見ることが診断のツボです。

安部　小児と成人で違いますが、アトピー性皮膚炎も発疹の分布に特徴があります。首や肘窩に苔癬化があるとか、眉毛が抜けるというように、部位に特徴的にみられる所見があります。子どもであればアトピックドライスキンという鳥肌様のブツブツがあるかどうかも重要な所見です（→12頁）。

発疹を触ってみる

宮地　発疹に触ってみることも診断の手がかりになります。たとえば、指先をつまんでみてもつまめない、これを強指症といいます。これは、非常に重要な所見で、Raynaud症状とともに、強皮症における診断のポイントです（→61頁）。

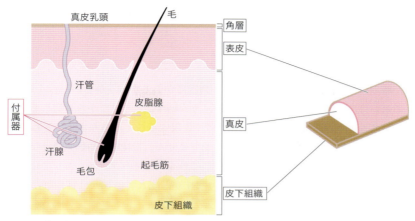

図4 皮膚の解剖
かまぼこの赤い薄皮を「表皮」、白身を「真皮」、板を「皮下組織」に見立てて覚えると理解しやすい。
(宮地良樹：宮地教授直伝発疹のみかた．メディカルレビュー，p12，2013 より)

これがなければ，一部の例外を除いて強皮症ではないと言えます。強皮症は内科的にみると，肺症状のほうに目がいってしまいがちだと思いますが，実は指をつまんでみるだけでかなり鑑別ができてしまうのです。

安部　触ってみるときに，皮膚の解剖を頭に入れておくと，さらに多くの情報が得られますよね。

宮地　そうですね。角層と表皮と真皮と付属器に分けて理解しておくとよいでしょう(図4)。デキモノ(腫瘤)が

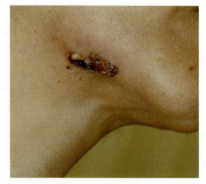

図5 外歯瘻

あった場合は，触ってみて動きをみましょう。表皮と一緒に動けば，表皮に関係する腫瘤であることがわかります。たとえば表皮嚢腫(粉瘤→152頁)がそうです。これは皮膚がめくれ込んで，中にカス(角質)が溜まった状態です。

安部　逆に，表皮と一緒に動かなければ，腫瘤は皮下にあるということですね。

宮地　下顎の発疹から膿が出たら，まず皮膚の毛穴に関連する疾患じゃないかと考えます。でも，触ってみて下床と動かなければ，歯と関係がある外歯瘻と考えるわけです(図5)。反対に動けば歯とは関係がないということで鑑別診断ができてしまいます。だから，発疹はみるだけでなく，触ってみるのが大切です。

触ってみれば，他にも熱感があるといった情報も得られるかもしれません．

かゆみ，痛み，発熱もヒントになる

宮地　かゆみは客観的に評価できないので，掻破痕があるかどうかとか(→44頁)，あるいは爪が光ってるとか(→18頁)，そういうことを見ながら判断します．もちろん visual analogue scale(VAS)で表現することもありますけどね．痛みを伴う皮膚疾患は実はそんなに多くありません．帯状疱疹や蜂窩織炎などです．それから，全身の発熱を伴う疾患．これも実はそれほど多くありません．小児疾患ではいろいろな発疹症がありますが，成人では Sweet 症候群などでしょうか．

安部　こういった患者の訴えも診断に役立つ情報になりますね．発疹を読み解きながら，問診など他の情報と総合して鑑別していくことも大切です．

粘膜をみる

宮地　粘膜は情報の宝庫です．口腔粘膜と外陰部，ここをみることを忘れてはいけないと思います．扁平苔癬とか薬疹とか，口の中の発疹によって診断がつくことが山ほどあります．だから，口の中を見てみることも外せません．

安部　外陰部は，当然，患者には羞恥心がありますので，なかなか言い出してくれません．また，医師もあまり外陰部を強調して診察がうまくいかなくなると困りますから，結果としてあまりよくみられない部位になってしまいます．特に異性の患者はみにくいですが，みることによっていろいろな情報が得られます．

宮地　患者が，言わないこともありますからね．外陰部はプライベートパーツと呼ばれますが，性感染症のみでなく Behçet 病(→72頁)，疥癬(図6→216頁)，悪性腫瘍，薬疹など重要な皮膚疾患が潜んでいます．

安部　私の所属するクリニックは，すすきのにあるので，性感染症を多く診ます．実際，他科から Behçet 病の陰

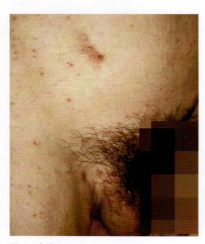

図6 疥癬

部潰瘍疑いで紹介されてきた患者が実は梅毒(→ 210, 212 頁)だったというケースが数例ありました。

宮地　だから，外陰部も必ずみることを忘れないということですね。

医原性皮膚疾患の可能性を考えてみる

宮地　日ごろ診ている患者に発疹が出た場合，自分がつくってしまったんじゃないかと考えてみることも大切です。つまり，薬疹の可能性を考慮するということです。そういった医原性の皮膚疾患は意外に多いのです。頻度としては，薬疹が一番多いですが，たとえば，今はだいぶ減りましたが，IVR(interventional radiology)のときに，背中に放射線皮膚炎が起こるとかね(→ 233 頁)。

安部　褥瘡もそうですね(→ 80 頁)。医療機器で起こる褥瘡もあります。

宮地　医原性皮膚疾患の可能性はぜひ頭に入れておいてほしいですね。

デルマドロームとは？

宮地　また，皮膚科ではデルマドロームという言葉をよく使います。これは内臓悪性腫瘍などの内科疾患に関係して起こる皮膚病変のことです。皮膚科医としては，それに気づいて，内科の診断がつく前に皮膚から診断がつけられれば，非常に気持ちがいいけれども，実際の臨床ではあまり多くないですね。

安部　でも，デルマドロームにどのようなものがあるかを知っておくことは大事だと思います。

宮地　そうですね。たとえば，脂漏性角化症が急に増えた(Leser-Trélat 徴候→ 225 頁)とか，黒色表皮腫(→ 225 頁)などは内臓悪性腫瘍を合併している可能性があります。

皮膚癌は好発部位を押さえておく！

宮地　皮膚癌というのは一般医が気づくべき大事なサインです。これはぜひプライマリ・ケアで見つけてほしいと思います。たとえば黒子の癌(メラノーマ)の場合は，日本人の場合は，手のひら，足の裏，爪の下に多いということも 1 つの情報です(→ 166 頁)。また，扁平上皮癌(有棘細胞癌→ 160 頁)には，たいてい発生母地があります。熱傷の痕だとか，放射線治療を受けたとか，そういう原因がないところに突然出るのは珍しいです。もちろん紫外線が最大の発癌因子ですが。

安部　そういったこともある程度知識として知っておくと，鑑別の助けになるでしょうね．

この発疹，本当に水虫？

宮地　真菌関係では，よく「いんきんたむし」と言われるでしょう．真菌は，梅雨時にパンにカビが生えるのと同じように，適当な温度と水分と栄養があるから生えるわけです．人間の体で，そういう状況にある場所というのは，陰股部や指趾の間です．

安部　カビといえば，陰嚢にブツブツがあると，すぐに"いんきん"だと言う人がいますね．

宮地　実は陰嚢にはまずカビは生えません．陰嚢は，脂腺から皮脂が出るからなのかカビが嫌うのです．ですから，陰股部に発疹がなく，陰嚢にしか発疹がなければまず水虫（白癬）ではありません．また，陰股部に発疹があると，即白癬として治療を始める方がいますが，それはやめてほしいです．手や爪にも白癬はできますけれども，その前に，ほとんどの人は，まず足に水虫があります．足に水虫がなくて他に出ることは，珍しいと考えていいです．

安部　水虫だと思ったら，まず足を見てみるということですね．

宮地　それから，患者は，「水虫が急に悪くなった」と言って受診することがあります．その場合は，ほとんどは塗り薬によるかぶれです．患者は，水虫が悪くなったと勘違いしてもっと抗真菌外用薬を塗るんですよ．それで，かぶれがどんどん広がってしまう．また，腫れてくる場合，これは二次的に細菌感染症が起こっているわけです．でも，患者も，医師も，水虫が悪くなったと思って，もっと薬を塗ってしまうことがある．爪水虫は診断が難しいケースもありますよね．

安部　そうですね．よく患者に伝えるのは，感染性の皮膚疾患は片足から症状が出ることが多いということです．まず基本の見分け方として，両足から同時に症状が出ていれば別の疾患を考えたほうがいいということになります．たとえば，爪水虫を疑う場合，全部の爪に発疹があったら，われわれ皮膚科医は爪水虫ではないと判断して違う疾患を考えます．むしろ，左右非対称のほうが水虫の可能性が高いです．

宮地　この本は各疾患の典型的な発疹を出していますが，発疹を見たらまずは胸部X線写真と同じように，丁寧に所見をとっていってほしいと思います．それに加えて，これまでに話したようなツボを押さえてみていくということが大切で

す。たとえばアトピー性皮膚炎を疑ったら分布を見るとか，ニキビだったら面皰があるかを確認する。水虫であれば足になければ手には出ないよとか，全部の爪にあったら水虫じゃないよと。そういうことを押さえておくと，だんだん自分なりの診断のパターンができてくると思います。

（了）

1. 湿疹・皮膚炎群

アトピー性皮膚炎
①アトピックドライスキン

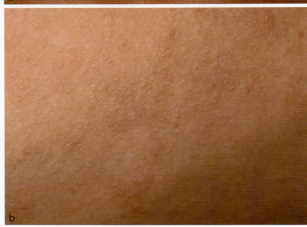

図1 典型像

なぜひと目で診断できるか？

- 粉を吹いたような細かな鱗屑を伴う乾燥皮膚に加えて鳥肌のように毛孔に一致した角化性丘疹が体幹・四肢にみられる(図1)
- かゆみを伴う。
- 主に幼小児期にみられる。
- 秋から冬，春先に多い。

参考になる皮膚所見

- 触ったときにザラザラとした感触がある。
- 明らかな紅斑がみられない。
- 肘窩や膝窩などに湿疹がみられることがある。

診断がついたらどうする？

- ヒルドイド®などの保湿外用薬を処方し，入浴後すぐに全身の乾燥皮膚に塗布するよう指導する。
- 保湿外用薬を塗るときに"ザラザラとした触感"があった部位には，medium クラス(IV群)程度のステロイド外用薬を重ね塗りするよう指導する(アトピックドライ

スキンには組織学的に軽度の炎症があるため)。
- 炎症が治まった皮膚へのステロイド外用はバリア機能を低下させることが懸念される。また，漫然とステロイド外用薬を使用すると，皮膚萎縮などの副作用が生じる可能性もあるので，ザラザラとした触感が改善すればステロイド外用薬は中止し，保湿外用薬のみを継続する。

治療のコツと落とし穴

- アトピックドライスキンには，明らかな紅斑がみられないため，単なる乾燥皮膚として扱われることも多い。
- 単なる乾燥皮膚とアトピックドライスキンを見た目で区別するのが難しい場合には，養育者とともに実際に患児の皮膚を触りながら，皮膚の触感による区別の仕方を伝える。
- ステロイド外用薬は，乾燥を助長することが懸念されるクリーム基剤やローション基剤のものではなく，軟膏基剤のものを使用する。
- 入浴時には，ナイロンタオルやブラシで皮膚をこすることを避け，石鹸や洗浄剤をよく泡立てて，その泡を手にとって手のひらで優しく洗い，その後はしっかりすすぐよう指導する。
- ステロイド外用薬や保湿外用薬は，十分な量(ティッシュペーパーが貼り付く程度)を塗ることが大切である。
- 過度の暖房器具の使用は，室内の低湿度につながり皮膚の乾燥を助長するので，控えるようにするとともに，室内の加湿を心がけるよう指導する。

アドバイス

- アトピックドライスキンには組織学的に軽度の炎症があるので，medium クラス程度のステロイド外用薬を用いるべきである。しかし，見た目だけでは判断が難しい場合が多いので，"皮疹がない"ところ，"乾燥皮膚のみ"のところ，"アトピックドライスキン"のところのそれぞれの触感を，養育者と一緒に触ることで理解してもらうことが大切である。
- 皮疹の触診は，正しい診断と適切な指導に重要なだけでなく，患児および養育者との信頼関係の構築にもつながる。

文献
1) Uehara M: Clinical and histological features of dry skin in atopic dermatitis. Acta Derm Venereol 114: 82-86, 1985

(加藤則人)

アトピー性皮膚炎
② dirty neck

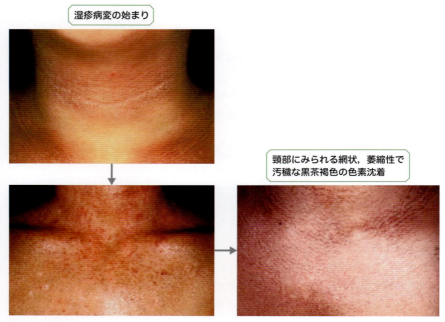

図1 典型像

湿疹病変の始まり

頸部にみられる網状，萎縮性で汚穢な黒茶褐色の色素沈着

なぜひと目で診断できるか？
- 頸部にみられる網状，萎縮性で汚穢な黒茶褐色の色素沈着である（図1）。
- 成人アトピー性皮膚炎で，ステロイド外用歴の長い患者に多くみられる。
- アトピー性皮膚炎としての湿疹病変が，顔面，頸部にもみられる。
- 1999年にプロトピック® 軟膏が登場し，重症例はみられなくなった。

発疹の診断で留意すべきこと
- 成人の頸部の色素沈着で，アトピー性皮膚炎の病歴がはっきりしない場合は，病理組織学的な検討を行い，皮膚T細胞リンパ腫（菌状息肉症，図2），皮膚アミロイドーシス，色素沈着性接触皮膚炎などを鑑別する。
- ステロイドを不規則に使用している成人患者にみられることが多く，患者の生活指

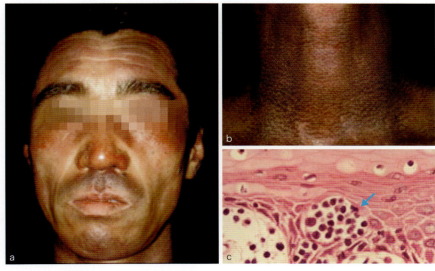

図2 菌状息肉症
(a)菌状息肉症，(b)頸部にみられる網状，萎縮性で汚穢な黒茶褐色の色素沈着，(c)ポートリエの微小膿瘍(→)。

導なども必要となる。
- さざ波様色素沈着，ポイキロデルマ様皮疹とも呼ばれる。

診断がついたらどうする？

- 成人の重症例ではステロイド外用は無効であり，プロトピック®軟膏(0.1％)が効果を示す。色素沈着が強いときにはハイドロキノン軟膏 保外 ，アミロイド沈着を認めるときにはオルセノン®軟膏を試す。
- 診断がついたら皮膚科医に紹介することが望ましい。
- 正確な診断を欠くステロイドの長期使用は危険。

アドバイス

- 頸部や肘窩，膝窩など汗の刺激を受けやすい部位のステロイドの長期使用は避け，汗対策などのスキンケア対策を十分に行うことが望ましい。

（片山一朗）

1. 湿疹・皮膚炎群

アトピー性皮膚炎
③ Hertoghe 徴候, Dennie's line

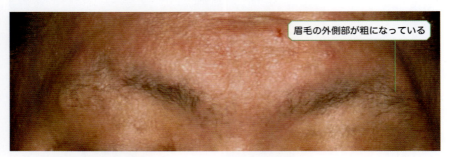

図1 Hertoghe 徴候 — 眉毛の外側部が粗になっている

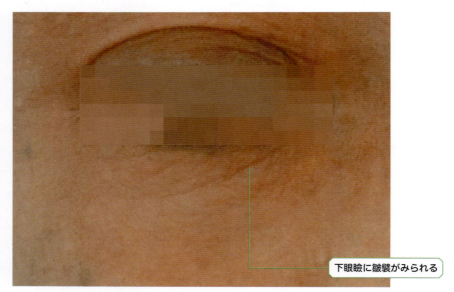

図2 Dennie's line — 下眼瞼に皺襞がみられる

なぜひと目で診断できるか？

・Hertoghe 徴候：眉毛の外側部が粗になっている（図1）。
・Dennie's line：下眼瞼に皺襞がみられる（図2）。

参考になる皮膚所見
- 眼瞼を含む顔面の皮膚に湿疹病変がみられる。
- 体幹や四肢にもアトピー性皮膚炎の皮疹がみられることが多い。

診断がついたらどうする？
- 皮疹の重症度に応じてステロイド外用薬を処方する[1]。
- ステロイド外用薬で皮疹が軽快したら，タクロリムス外用薬に変更して寛解状態を維持する[1]。

治療のコツと落とし穴
- 顔面へのステロイド外用は皮膚萎縮が生じやすく，特に眼瞼では眼圧上昇などの副作用への配慮が必要である。当初から皮膚科医によるコントロールが望ましい。
- 白内障や網膜剥離などの眼合併症およびステロイド外用薬による眼圧上昇の有無のチェック，アレルギー性結膜炎の加療などのため眼科と連携して診療する[1]。

アドバイス
- ダニやペットなどの環境アレルゲン，ストレスによる掻破行為など，悪化因子は患者によって異なる。これらの悪化因子対策でも軽快せず，ステロイドやタクロリムス外用薬によるコントロールが困難な場合には，全身療法も考慮される。

文献
1) 日本皮膚科学会アトピー性皮膚炎診療ガイドライン作成委員会：日本皮膚科学会アトピー性皮膚炎診療ガイドライン 2016 年版．日皮会誌 126：121-155，2016

（加藤則人）

1. 湿疹・皮膚炎群

アトピー性皮膚炎
④ pearly nail

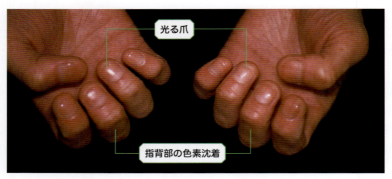

図1 典型像

なぜひと目で診断できるか？

- 掻破により"夜な夜な爪を研いでいる"ために，まるでマニキュアをしているかのように爪が光る（図1）。
- 潜在的に"爪を立ててはいけない"と思うため，指背で掻破する結果，指背関節部にも色素沈着がみられる。掻破痕とともに激しい掻破の証左となる。

発疹の診断で留意すべきこと

- 掻破の程度をある程度判断できる。
- それを患者自身が納得することで掻破を止める動機づけとなる。

診断がついたらどうする？

- かゆみのコントロールの必要性を説明するときにこの発疹を共有して掻破の実態を理解させる。掻破をやめれば改善するので，治療へのモチベーションともなる。

アドバイス

- かゆみというのは主観的な愁訴で，掻破痕などでもなかなか客観的にかゆみの程度を判断することはできないが，pearly nail は何よりも患者さん自身が掻破していることを自覚し，納得するという点で診断価値がある。

（宮地良樹）

1. 湿疹・皮膚炎群

アトピー性皮膚炎
⑤白色皮膚描記症

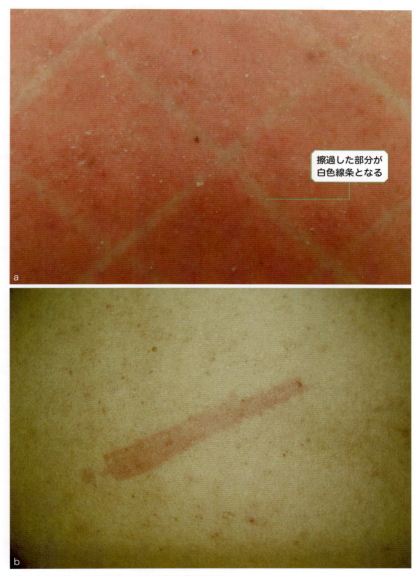

擦過した部分が白色線条となる

図1 (a)白色皮膚描記症，(b)紅色皮膚描記症

なぜひと目で診断できるか？

- この現象はアトピー性皮膚炎患者などにおいて，診断の一助となる検査法として利用できる，外来診察時に短時間で手軽に行うことができる．
- 白色皮膚描記症とは先端が鈍な棒などを用い，ある程度の強さを与えた際の擦過刺激により僅かに紅色の充血性線条が生じた直後に，それが貧血性白線と呼ばれる白色線条に変化する現象である（図1a）．

発疹の診断で留意すべきこと

- 擦過刺激が弱いと，同部に流れている血液が周囲へと圧排され，表面皮膚色は白くなる（圧迫性白線）．しかし，この反応は数秒間で元に戻る生理的な現象であり，これを白色皮膚描記症と捉えてはならない．
- 白色皮膚描記症はアトピー性皮膚炎の診断において重要であるとされるが，特異的なものではなく，接触皮膚炎，紅皮症，移植片対宿主病（graft versus host disease；GVHD），皮膚筋炎などでも出現する．

診断がついたらどうする？

- アトピー性皮膚炎であれば，症状に応じた薬物療法やスキンケア指導を行う．
- 白色皮膚描記症が陽性であったアトピー性皮膚炎患者が，ステロイド外用薬で軽快した後に白色皮膚描記症はみられず，紅色皮膚描記症に変化したとの報告[1]があり（図1b），白色皮膚描記症がアトピー性皮膚炎における疾患活動性の指標になる可能性が示唆されている．

アドバイス

- 本症は，臨床現場において手軽にできる理学的検査法であり，患者自身にその変化を提示することで，患者をより納得させることができる．
- 患者とのコミュニケーションも良好にする本検査法は非常に手軽である反面，意外にも奥深い手技であり，ぜひマスターしたい外来診療のワザである．

文献

1) Wong SS, et al: A study of white dermographism in atopic dermatitis. J Dermatol Sci 11: 148-153, 1996

（安部正敏）

1. 湿疹・皮膚炎群

その他の湿疹・皮膚炎群
①貨幣状湿疹

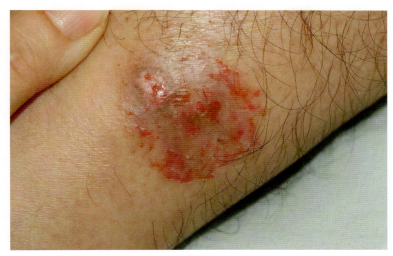

図1 典型像
境界は比較的明瞭，辺縁に湿潤性病変を伴うことが多い。若干の鱗屑を伴う。

なぜひと目で診断できるか？

- コインのような形状で，円形から楕円形の湿潤した局面を形成する。境界は比較的明瞭である(図1)。
- 散在性に出現することが多い。大きさはさまざまで，長径1 cmから数 cm大までのものが多い。
- 単独で出現することはあまり多くなく，周囲に皮脂欠乏状態を伴うことが多い。
- 多くは冬季の乾燥肌から出現する。
- 下腿伸側は最も好発する部位。しかし手の届く範囲ならば全身どこにでも生じる。
- 多くは病変の辺縁に鱗屑が付着する。

診断がついたらどうする？

- 治療の基本はステロイド外用薬。一般に強い瘙痒を伴うのでvery strongクラス以上の外用薬を使用する。
- 抗ヒスタミン薬内服は治療の補助になりうる。

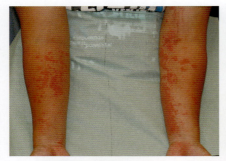

図2 自家感作性皮膚炎
下肢の貨幣状湿疹が増悪して発症。両側の上肢に紅斑丘疹が散布，癒合して大小不同の紅斑を呈する。

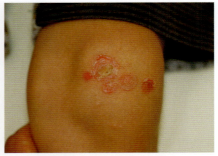

図3 伝染性膿痂疹
小児の下肢。境界明瞭で辺縁に水疱を確認できる。一般に多発し，触ることにより，びらん水疱は鱗屑部位に播種されることが多い。

- 皮脂欠乏性湿疹，アトピー性皮膚炎，接触皮膚炎などの部分症状の側面があるので再発予防のための保湿薬外用などに留意する。
- 本疾患は自家感作性皮膚炎(図2)を合併することがある。これはある皮膚病変の急速増悪とともに全身に粟粒大紅斑などを認め，あたかも薬疹のような臨床所見を呈する状態である。このような場合には皮膚科医への紹介が必要である。

治療のコツと落とし穴

- "湿潤があるから"とむやみに抗菌薬を内服投与すべきではない。感染症としては伝染性膿痂疹との鑑別が問題となるので，同疾患の特徴も合わせて理解する(図3)。
- "白癬の合併が怖いから"と抗真菌薬を投与すると，この病変はいっそう増悪する。

アドバイス

- 最も典型的なパターンは高齢者の下腿に生じる病変である。
- 乾燥肌があり，入浴時のナイロンタオル使用などの過度の掻破行為で本疾患は発症する。皮膚は瘙痒のため繰り返し刺激を受けると，表皮バリアが破損し湿潤病変を形成する。
- 皮肉なことにそのような病変がまた瘙痒感を惹起し，繰り返す掻破行動となる。患者が「わかっちゃいるけどやめられない」と異口同音に訴えるのはこのためである。
- 「掻くな」と指示するだけでは容易に再発する。再発予防のための保湿薬の使用，入浴時にゴシゴシ皮膚をこすらない，などの生活指導が肝要である。

(中村健一)

1. 湿疹・皮膚炎群

その他の湿疹・皮膚炎群
②皮脂欠乏性湿疹

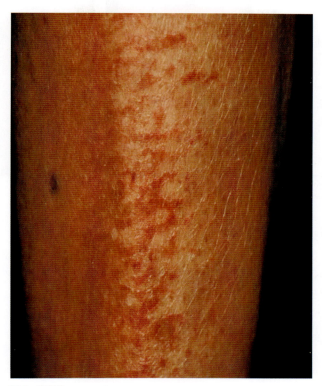

図1 典型像

なぜひと目で診断できるか？
- 「日照りの地割れ」様の発赤を伴う亀裂(図1)。
- 周囲にドライスキンとかゆみや掻破痕を伴う。
- 好発部位が両下肢伸側と腰部。
- ほぼ冬季に発症する。
- 高齢男性に多い。

参考になる皮膚所見
- ドライスキンだけの時期があるがかゆみや掻破痕を伴うことが多い(図2)。

- 発症初期は炎症所見が軽微で，あまりかゆみを訴えないこともある（図3）。

診断がついたらどうする？

- ステロイド外用薬が卓効を示すので，軟膏基剤のmediumクラスのステロイド外用薬を処方する。
- 改善後もワセリンやヒルドイド®な

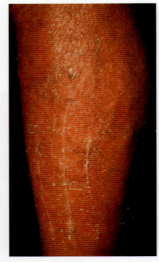
図2 掻破痕を伴う例

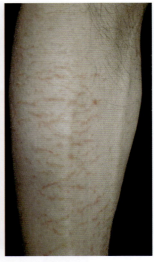
図3 初期像

どの保湿薬によるスキンケアを継続する。
- 掻破による増悪を防ぐために非鎮静性抗ヒスタミン薬を併用することもある。
- 乾燥を助長する誤った入浴習慣を是正する（石鹸の過度使用，泡立ちタオル，こすり過ぎなど）。乾燥住環境を改善する（エアコンや暖房の過度使用など）。

治療のコツと落とし穴

- ステロイドは必ず軟膏を使用（クリームや有機溶剤を含むローションは避ける）。
- 数日で改善する"成功体験"を与えることで治療のモチベーションを高め，継続治療を図る。入浴後，皮膚に湿り気があるうちに浴室での外用を励行する。
- 緑内障や前立腺肥大症を念頭に，鎮静性の第一世代抗ヒスタミン薬は用いない。

アドバイス

- 皮脂欠乏性湿疹は診断さえつけば，すぐに治療に反応するので，患者から喜ばれる皮膚疾患である。
- なぜできるかを理詰めで説明でき，それが生活指導やスキンケアにつながる。
- 冬，高齢男性にこの発疹を見たら，「1週間でよくなります」と自信を持って言うことができる。ぜひ，"一発診断，速効治癒"のレパートリーに入れよう。

（宮地良樹）

1. 湿疹・皮膚炎群

その他の湿疹・皮膚炎群
③脂漏性皮膚炎

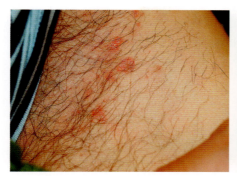

図1 股部に生じた例
粃糠様鱗屑が辺縁に付着する粟粒大から爪頭大までの境界明瞭な紅斑が複数散布する。

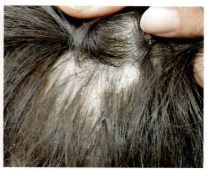

図2 乳児に生じた頭部の鱗屑
脂漏性皮膚炎では"鞘"状の鱗屑が特徴で容易に剥離する。"アタマジラミの卵"との鑑別が難しい。卵は髪の毛に絡みついて剥離困難である。

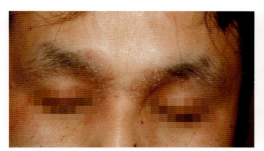

図3 顔面のやや厚い鱗屑痂皮を伴う紅斑局面
一般的に紅斑は種々の色調があり、境界不明瞭な淡い紅色であることも多い。

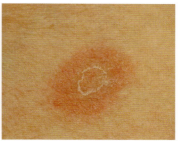

図4 体幹部に生じた脂漏性皮膚炎
この発疹だけを見せられると皮膚科医は"Gibertばら色粃糠疹か脂漏性皮膚炎"と答える。見分けは不可能。

なぜひと目で診断できるか？

- 皮脂分泌の盛んな部位(顔面、頭部、耳周囲、腋窩、鼠径部)に出現する鱗屑と紅色局面が主体の病変(図1)。
- 瘙痒は一般に軽度である。強い瘙痒は接触皮膚炎やアトピー性皮膚炎を考える。
- 乳児から高齢者まで幅広い年齢層が罹患する。
- 乳児幼児は覆髪頭部(図2)、眉毛などに黄色調の鱗屑が存在するものの、慢性化す

ることは少ない傾向。慢性化した場合はアトピー性皮膚炎との鑑別が問題となる。成人は通常慢性的に経過する。

診断がついたらどうする？
- 治療の基本はステロイド外用。Medium クラスのステロイド外用で奏効する。しかし慢性に繰り返すので疾患の説明では注意が必要。
- マラセチア属酵母菌が病変部より多量に検出されるため，同菌の過剰増殖が原因との考え方がある。抗真菌薬(ケトコナゾールクリーム)を外用すると症状が軽快する患者が多いのはこのためである。

治療のコツと落とし穴
- 顔面に生じた脂漏性皮膚炎が問題となる(図 3)。この部位に安易にステロイドを外用すると酒皶様皮膚炎を生じ，患者に苦痛を与えることがある。そのためケトコナゾールを外用することが多いものの，一部の患者には無効であることも事実。
- 患者は顔面については整容的見地から特に敏感であり，このような場合は皮膚科医に紹介することをお勧めする。

アドバイス
- 本疾患は鑑別診断が膨大に存在する。体部白癬，貨幣状湿疹，Gibert ばら色粃糠疹，尋常性乾癬などである。
- 特に Gibert ばら色粃糠疹(→ 112 頁)と脂漏性皮膚炎は図 4 のように全く区別がつかない場合がある。このようなときには，慢性に経過する場合は脂漏性皮膚炎，2 か月程度で消褪する場合は Gibert ばら色粃糠疹とその臨床経過で鑑別する以外の方法はない。

(中村健一)

その他の湿疹・皮膚炎群
④異汗性湿疹(汗疱)

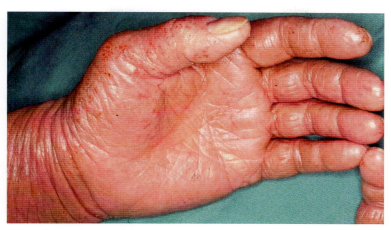

図1 全身型金属アレルギーによる汗疱状湿疹

なぜひと目で診断できるか？

- 日本皮膚科学会が作成した「手湿疹診療ガイドライン」[1]によると，手湿疹の形態的分類として，角化型手湿疹，進行性指掌角皮症，貨幣状型手湿疹，再発性水疱型(汗疱型)手湿疹，乾燥・亀裂型手湿疹があり，異汗性湿疹(汗疱)は，再発性水疱型(汗疱型)手湿疹に当たる。
- 汗疱は掌蹠に好発する湿疹病変で，手掌，手指側縁に両側性，対称性に小水疱が多発し，強いかゆみを伴う。初期の小水疱は透明で周囲に紅斑がみられないが，小水疱は次第に乾燥して落屑し，周囲に紅斑を伴うようになる(図1)。
- しばしば足底にも同様の病変がみられる。夏期に増悪する傾向がある。
- 原因は明らかでないことが多いがニッケルなどによる金属アレルギーを伴うこともある[1,2]とされている。
- 紅斑，丘疹のみならず，発赤，腫脹，小水疱，水疱，びらん，亀裂を伴うことが多く，指や手の側縁，母指球部，土踏まず，掌に多いことが特徴。
- 汗疱状湿疹，異汗状湿疹とも呼ばれる。
- 時に白癬，カンジダなど真菌感染が混じることがあり，検鏡にて否定する。
- ガイドライン[1]によると手湿疹は，その発症機序から，刺激性接触皮膚炎，化学物質(単純化学物質，ハプテンなど)によるアレルギー性接触皮膚炎，蛋白質接触皮膚

表1 金属制限食指導表（金属を多く含む食品）

	ニッケル	コバルト	クロム
豆類	すべて（大豆，小豆，グリーンピースなど）		
木の実	すべて（ピーナッツ，アーモンド，ピスタチオ，クルミ，カシューナッツなど）		
穀類	玄米，蕎麦，オートミール		
肉類	レバー		
魚介類	牡蠣，貝		
香辛料	すべて（コショウ，クローブ，ナツメグなど）		
飲み物	ココア，ワイン	ココア，ビール	ココア
菓子	チョコレート		
嗜好品	タバコ	―	―
薬剤	大黄末	―	―

＊その他の注意事項
①水道水は流し始めの5分間は使用しないこと，②缶詰食品，缶詰飲料は摂取しないこと，③調理器具にステンレス製品やメッキ製品の使用は避けること，④必須金属も含まれるため，必ず医師の指導のもとに制限食を行うこと

炎（protein contact dermatitis），アトピー型手湿疹の4つに分類され，これらの機序が重なっていることも少なくないとされる。汗疱はアレルギー性接触皮膚炎の中の全身性接触皮膚炎の機序により発症しているものが多い[2]。

診断がついたらどうする？

・ステロイド外用薬が有効なことがあるので，strongクラス以上を処方し1日2回外用の指示を出す。
・1か月以上外用しても無効な場合，上述のようにアレルギー機序が関与していることがあるので，パッチテストが施行可能な皮膚科医に紹介する。
・皮膚科医によるパッチテストでは，局所（掌蹠）に接触する日用品，外用薬，シャンプー，石鹸などとともに，金属アレルゲン，スタンダードアレルゲンを上背部もしくは上腕外側に2日間閉鎖貼布する。
・適切なアレルゲンを貼布すること，最短7日目まで判定すること，アレルギー反応か刺激反応かを見極めることなど熟練を要する。

アドバイス

・汗疱は食品中や歯科金属に含まれる金属が全身に吸収され，発汗により増悪する全身型金属アレルギーによって発症している場合がある[2]。
・パッチテストにて，ニッケル，クロム，コバルトが陽性の場合，これらの金属を多

くを含む食品(表1)の摂取を制限すると改善し，これらの食品を多量に摂取すると増悪することがある．繰り返しこのテストが陽性の場合は，汗疱の治療のため金属を多く含む食品の摂取制限をする．
・一方，パッチテストにて，金やパラジウムが陽性の場合は，歯科金属が原因になっていることがある．難治性でほかに有効な治療法がなく，歯科金属との関連性が強いと考えられ，患者自身が希望した場合は，どの金属にアレルギーがあるかを示した診断書を発行して，歯科金属除去について歯科医師と相談する．この診断書があれば，保険適用の金属アレルギー対応歯冠が使えることもある．

文献
1) 日本皮膚科学会，日本皮膚アレルギー・接触皮膚炎学会，手湿疹診療ガイドライン委員会：手湿疹診療ガイドライン．日皮会誌 128：367-386, 2018
2) 足立厚子，他：全身型金属アレルギー 食餌制限の有効性について．臨皮 46：883-889, 1992

(足立厚子)

その他の湿疹・皮膚炎群
⑤シイタケ皮膚炎

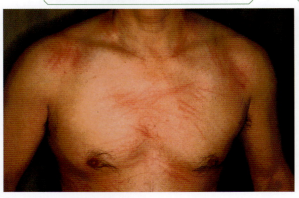

生あるいは加熱不十分なシイタケやシイタケの抽出エキスを摂取後に激しい瘙痒が生じる

図1 胸部の掻破皮膚炎
59歳，男性。焼肉と一緒に焼きシイタケを食べた後に生じる。腹部症状はなく，一緒に食事をした家族に同症はない。
〔立花隆夫：しいたけ皮膚炎，宮地良樹，他(編)：皮膚疾患診療実践ガイド　文光堂，pp264-265，2002より〕

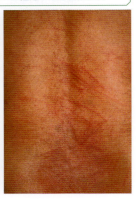

線状，播種状に配列する直径1〜2 mm程度の孤立性または集簇性の紅斑性丘疹，あるいは隆起する浮腫性紅斑

図2 腰部の掻破皮膚炎（同一患者）

なぜひと目で診断できるか？

- 生あるいは加熱不十分なシイタケやシイタケの抽出エキスを摂取後に激しい瘙痒が生じる。
- 皮膚症状は特徴的であり，掻破痕に一致して線状，播種状に配列する直径1〜2 mm程度の孤立性または集簇性の紅斑性丘疹，あるいは隆起する浮腫性紅斑である（図1, 2）[1]。
- 春と秋のシイタケ収穫時期に集中してみられるが，最近では同様の傾向はあるものの季節に関係なく発症している。

発疹の診断で留意すべきこと

- 掻破によるKöbner現象によって生じた掻破皮膚炎を特徴とする。
- 掻破により線状あるいは浮腫性紅斑を生じる掻破皮膚炎は，皮膚筋炎に特徴的な皮

膚症状の1つであるショールサインとしても広く知られているため，筋力低下や他の皮膚症状がないかをみておく。

診断がついたらどうする？

- 抗ヒスタミン薬，あるいは抗アレルギー薬の内服とステロイド外用が一般的である。
- 症状が重篤な場合にはステロイドの短期間内服(プレドニン® 換算 10〜20 mg/日×3〜5日間)を要する。

アドバイス

- 加熱により容易に破壊される生シイタケ中の物質，あるいはシイタケから熱水抽出される物質がその原因物質と推測される。その中でもシイタケ子実体から熱水抽出，精製される抗腫瘍性多糖体のレンチナンが有力視されている(特定されるまでには至ってない)。

文献

1) 立花隆夫：しいたけ皮膚炎，宮地良樹，他(編)：皮膚疾患診療実践ガイド　文光堂，pp264-265, 2002

(立花隆夫)

その他の湿疹・皮膚炎群
⑥ Vidal 苔癬（単純性苔癬）

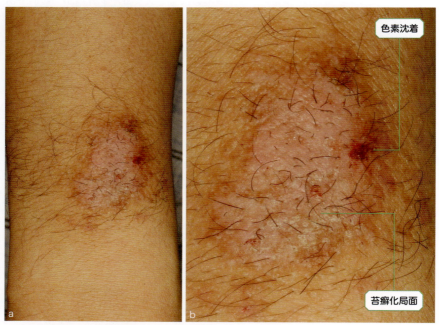

図1 糖尿病患者の前腕にみられた Vidal 苔癬
掻破による血痂を伴う肥厚の強い類円形の苔癬化局面であり，周囲に小丘疹や色素沈着がみられる。

なぜひと目で診断できるか？

- 小丘疹が集簇した苔癬化局面。中央部が肥厚が強く，辺縁では色素沈着がみられる（図1）。
- 好発部位は項部および頸部（図2），前腕，大腿・下腿，陰嚢・外陰部など。
- かゆみのため掻破痕を有する。
- 乾燥性で湿潤傾向を示さない。

参考になる皮膚所見

- "苔癬"とは，ほぼ同じ大きさの小丘疹が多数集簇または散在し，長くその状態を持続し，他の皮疹に変化しないものをいう。

- "苔癬化"とは，皮膚が慢性に湿潤して硬く触れ，皮野形成の著明な状態をいう。

診断がついたらどうする？

- 掻破が悪化因子となっていることを患者に理解させ，掻破を中止させる。
- ステロイド外用薬の塗布と止痒薬の内服を行う。
- ステロイド外用薬は軟膏やクリームの単純塗布だけでなく，ステロイド含有テープの貼付もよい。

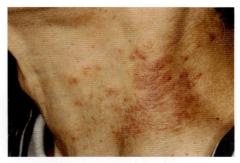

図2 左側頸部にみられた Vidal 苔癬
紅色の丘疹が集簇して苔癬化局面を形成し，周辺では丘疹が散在性にみられる。

治療のコツと落とし穴

- 強力なステロイド軟膏やステロイド含有テープの使用による皮膚局所副作用である皮膚萎縮や皮膚裂創，潮紅，血管拡張を起こさぬよう注意する。
- 瘙痒を誘発している悪化因子を発見して取り除く努力が必要。
- 皮膚瘙痒症の基礎疾患（糖尿病，肝疾患，腎疾患など）のコントロールを行う。
- 止痒薬として通常は第二世代以降の抗ヒスタミン薬を用いるが，透析患者や肝疾患患者ではレミッチ®が有効なことがある。

アドバイス

- Vidal 苔癬（単純性苔癬）は，弱い外的刺激，すなわち硬くゴワゴワした衣類，チクチクした線維，毛髪の刺激，外陰部への分泌物などによって瘙痒感が生じ，掻破を繰り返すことによって生じる丘疹とそれらが融合して生じる苔癬化局面である。
- アトピー性皮膚炎などほかの瘙痒性の皮膚疾患に続発したり，糖尿病や肝疾患，透析患者などの皮膚瘙痒症を有する患者に続発することが多い。
- 掻破が悪化させることを患者に理解させるとともに，基礎疾患のコントロールと瘙痒誘発因子の除去が重要である。

（菊地克子）

2. 蕁麻疹・痒疹・皮膚瘙痒症

蕁麻疹群
①特発性蕁麻疹

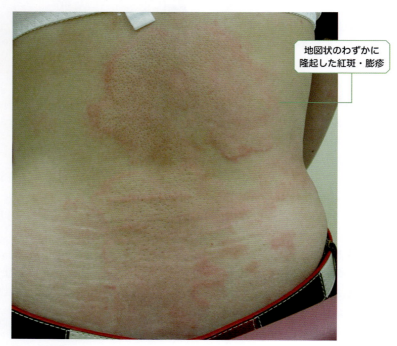

地図状のわずかに隆起した紅斑・膨疹

図1 典型像

なぜひと目で診断できるか？
- 地図状のわずかに隆起した紅斑・膨疹(図1)。
- 突然出現し，かゆみを伴う。
- 個々の膨疹は通常数時間で消褪する。
- 全身どこにでも発生するが，特に圧迫される部位に生じやすい。

参考になる皮膚所見
- 皮疹出現後，時間が経過したときなどに，膨疹が環状を呈することもある(図2)。
- 診察時には皮疹が消褪していることも多いため，皮疹が出ているときにカメラなどで記録を取っておいてもらうとよい。

診断がついたらどうする？

- 症状がどのようなときに出現するのか，誘発因子の有無を問診する。
- 治療として抗ヒスタミン薬の内服が第1選択であるが，第1世代の抗ヒスタミン薬は鎮静作用が強く，緑内障や前立腺肥大に対して禁忌となっていることもあり，第2世代の非鎮静性抗ヒスタミン薬を使用するのがよい。
- 効果が不十分な場合はもう1～2種類の他の抗ヒスタミン薬を試してみる。あるいは添付文書に従って薬剤を増量する。
- これらの治療でも改善しなければオマリズマブが効果を期待できるが，その投与はアレルギー専門医または皮膚科専門医が行うことが推奨されている。

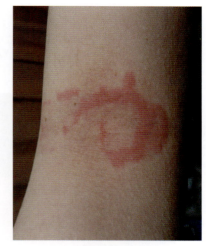

図2 環状を呈する膨疹

治療のコツと落とし穴

- 夕方，入浴後，入眠時などに皮疹が現れる場合は特発性蕁麻疹であることが多い。
- 抗ヒスタミン薬内服後，治療効果が現れるまでに通常3～4日，長ければ1～2週間を要することもあり，可能ならその程度の期間観察する。
- 抗ヒスタミン薬により症状が改善した後，急に内服を中止すると再燃することがあるため，1日あたりの内服量を減らす，または内服間隔をあけるなどして漸減する。
- 抗ヒスタミン薬の効果が乏しいとき，プレドニン® 5～10 mg 程度の内服が有効なことも多いが，副作用の観点からその投与は可能な限り短期間に留める。

アドバイス

- 特発性蕁麻疹の悪化因子として，感染，食物，疲労，ストレス，日内変動などが考えられているが，特定のアレルゲンや内臓の異常が見つかることは稀であり，スクリーニングのための検査は通常必要ない。
- 治療期間は数週間～数か月以上にわたることも多く，数年の経過を要することもある。
- 患者は蕁麻疹の病態や経過について誤解していることもしばしば経験されるため，蕁麻疹の治療においては，初めに一般的な治療期間とその原因について説明し，患者が疾患についてまず理解することがその後の治療の継続に重要であると考えられる。

（益田浩司）

蕁麻疹群
②コリン性蕁麻疹

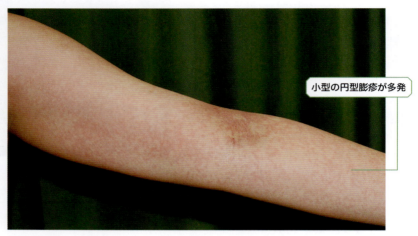

図1 典型像
15分間の踏み台昇降運動で誘発された膨疹

なぜひと目で診断できるか？
- 粟粒大から小豆大の円形膨疹が多発する特徴的な臨床像（図1）。
- 運動や入浴など発汗に伴い出現。膨疹の持続時間は短く2時間以内に消褪。
- 皮膚が乾燥する冬季に悪化することが多い。若年者に多い。

参考になる皮膚所見
- アトピー性皮膚炎にしばしば合併してみられる。
- 運動負荷試験・温熱負荷試験により小型の膨疹が誘発される。
- 無汗症や乏汗症（特発性後天性全身性無汗症を含む）の症状としてみられることもあるので、発汗の有無を問診する。発汗低下が疑われる場合、ミノール法（ヨード澱粉反応を利用した発汗テスト）を併用して発汗の有無を確認（図2）。
- アセチルコリンの皮内投与で局所の発汗とともに小膨疹が確認できる（図3）。

診断がついたらどうする？
- かゆみや膨疹に対して非鎮静性抗ヒスタミン薬を使用する。
- 冬季の悪化に対しては保湿薬で皮膚乾燥を防ぐ。

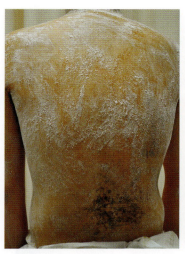
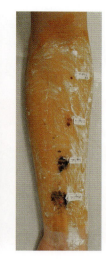

図3 アセチルコリンの皮内投与結果
アセチルコリンの皮内投与により発汗とともに衛星膨疹が出現した。

図2 ミノール法による発汗テスト結果
発汗は部分的にのみ確認され（黒色着色部位），特発性後天性全身性無汗症によるコリン性蕁麻疹と診断した。

- 抗ヒスタミン薬を服用しながら，軽度の運動負荷を継続的に行い，発汗を促すことで減感作が成立することがある。
- アトピー性皮膚炎に合併してみられる場合，皮膚炎症状が改善するとコリン性蕁麻疹も改善する。コントロール不良の場合，アトピー性皮膚炎の治療を皮膚科医に依頼。

治療のコツと落とし穴

- 膨疹に対して抗ヒスタミン薬が効果不十分の場合は増量を試みる。
- 後天性特発性全身性無汗症に伴ってみられる場合は，高温・多湿の環境下や運動時など発汗が起きる状態において熱中症になる危険性が高いため，このような状態を避けるよう指導する。この場合ステロイドパルス療法が有効なことがあるため，無汗症の診断，管理は皮膚科医に依頼する。

アドバイス

- 膨疹は運動時に誘発され，受診時にはみられないことが多い。食物依存性運動誘発アナフィラキシーと誤診されやすい。食物依存性運動誘発アナフィラキシーは入浴では誘発されないため，入浴など発汗に伴い出現する小型の膨疹はコリン性蕁麻疹である。

（森田栄伸）

蕁麻疹群
③血管性浮腫

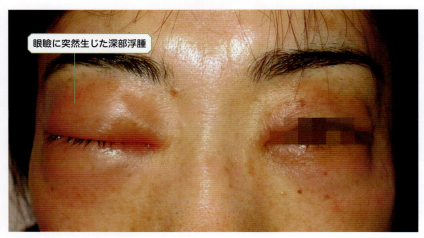

図1 典型像

なぜひと目で診断できるか？
- 皮膚・粘膜の限局した範囲に突然出現する深部浮腫（図1）。
- 口唇や眼瞼に好発。片側性の場合も両側性の場合もある。
- かゆみを伴わないことも多い。
- 2〜3日持続後，跡形もなく消褪する。
- 皮膚筋炎でみられるヘリオトロープ疹は暗赤紫色で長期間持続することが多いが，血管性浮腫は皮膚色から淡紅色で一過性であることから鑑別する。

参考になる皮膚所見
- 通常の蕁麻疹に合併して発症することがある。
- 特発性蕁麻疹と異なり，症状は毎日ではなく，数日以上の間隔をあけて出現することが多い。

診断がついたらどうする？
- 病歴から，アレルギー性の血管性浮腫やNSAIDs不耐症を鑑別する。
- アンジオテンシン転換酵素阻害薬によるブラジキニンの代謝阻害による血管性浮腫

を鑑別する(内服歴を聴取する)。
- 遺伝性血管性浮腫(hereditary angioedema；HAE)や後天性 C1 エステラーゼ阻害因子(C1-esterase inhibitor；C1-INH)欠損症による血管性浮腫を鑑別するために，血清補体を測定する(C3 正常，C4 低下を示すのが特徴)。
- 特発性血管性浮腫やアレルギー性血管性浮腫では非鎮静性の第 2 世代抗ヒスタミン薬を使用。
- 効果が不十分な場合は，トラネキサム酸を追加すると有効な場合がある。
- 浮腫が強い場合はステロイド全身投与(症状により注射または内服)を追加。
- アナフィラキシー症状を呈する場合はアドレナリンの投与が必要。
- HAE の急性発作時は C1-INH の点滴静注または選択的ブラジキニン B2 受容体拮抗薬の皮下注射(自己注射可能)を行う。ただし，これらの疾患が疑われる場合は，皮膚科医へ紹介したほうがよい。

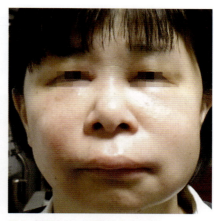

図2 顔面全体に浮腫が生じた例

治療のコツと落とし穴
- 血管性浮腫では，治療開始後も数日間症状が持続することが多いため，あらかじめ患者に説明しておくとよい。
- 気道浮腫による窒息の合併と HAE や後天性 C1-INH 欠損症の急性発作を除けば，一般的に予後はよい。
- NSAIDs 不耐症による血管性浮腫では，コハク酸エステルステロイドの急速静注によって症状が悪化することがあるため，注意が必要。

アドバイス
- 眼瞼浮腫，口唇浮腫として現れる場合が多いが，顔面全体に浮腫が生じることもある(図 2)。
- 特に誘因を同定できない特発性血管性浮腫の割合が最も多いため，多くの症例では対症療法が中心となる。
- 粘膜病変が出現することも多く，気道浮腫により窒息することもあるため，要注意。

(千貫祐子)

痒疹群
①結節性痒疹

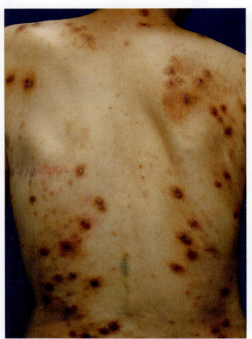

図1 典型像
体幹。

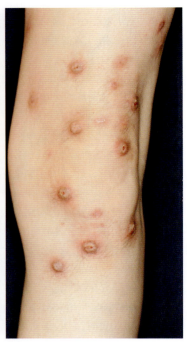

図2 典型像
上肢。

なぜひと目で診断できるか？
- 硬く大きな角化性結節が孤立性にみられる（図1, 2）。
- かゆみが強い。
- 好発部位が四肢伸側や体幹。

参考になる皮膚所見
- 概して左右対称的に分布。
- 結節間の皮膚は正常なことがしばしば。
- 手が届かず掻破できない範囲には結節が少ない。
- 糖尿病や透析患者では体幹に生じやすい。

発疹の診断で留意すべきこと
- 掻破によって頂点に痂皮やびらんを伴うことはあっても，膿疱，鱗屑や湿潤した局面を形成して滲出を伴うことなどはない．
- 陰部や腋窩，手関節屈側や指間に丘疹，結節があるときは疥癬の疑いがある．
- かゆみの強い紅斑や一部に水疱がみられる場合は結節性類天疱瘡または水疱性類天疱瘡(→85頁)を発症している可能性があり，生検などによる診断が必要．

診断がついたらどうする？
- ステロイド外用薬の効果をまずみる．
- ドライスキンがあるときは保湿薬を広く塗擦しておく．
- かゆみをコントロールすることも重要なため，抗ヒスタミン薬の効果をみる．
- 抗ヒスタミン薬は反応によって投与量を増量するなど，適宜変更．

治療のコツと落とし穴
- 出現して間もない初期病変と思われるものにはステロイド外用が比較的効果をもたらすが，大きな角化性結節となって完成した病変では反応が極めて悪いので漫然と継続しない．
- このような結節には活性化ビタミンD_3軟膏が有効なことがある．
- 結節が少数で部位も限られていれば，液体窒素療法やステロイド局注も可．

アドバイス
- 糖尿病や腎障害，肝障害など基礎疾患に関連してみられるものがある一方で，多くの症例で特定の原因を見い出せない．
- ステロイド外用や抗ヒスタミン薬内服といった保険適用できる治療に抵抗する例も多いため，しばしば紫外線療法を含めた保険適用外治療で対応せざるをえない状況になる．そのため漫然と同じ治療を続けるよりは皮膚科医にゆだねたほうがよい．
- 若い世代の患者で四肢に生じる例ではアトピー素因との関連がいわれるが，明確なエビデンスはない．

（佐藤貴浩）

痒疹群
②色素性痒疹

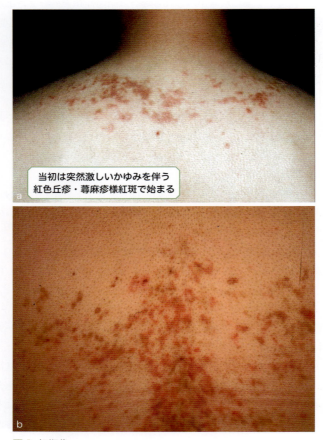

図1 初期像

なぜひと目で診断できるか？

- 激痒を伴う紅色丘疹で突然発症し（図1），繰り返すことで網目様の色素沈着を残す（図2）。
- 若い女性の後背部や胸部に多い（ダイエットやケトーシスとの関連が指摘されている）。

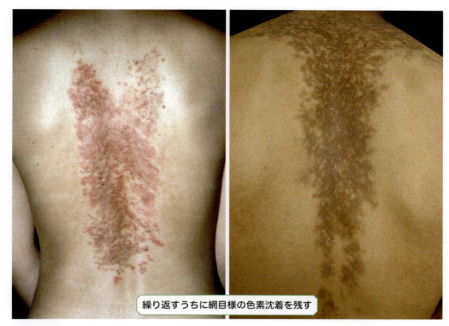

繰り返すうちに網目様の色素沈着を残す

図2 経過例

発疹の診断で留意すべきこと
- 好発年齢，好発部位，激痒，特徴的な色素沈着などからこの疾患を知っていれば診断は容易。
- 患者は抗ヒスタミン薬やステロイド外用が奏効しない激しいかゆみを訴える。
- 何度か激痒発作を繰り返した既往があることが多い。

診断がついたらどうする？
- 抗ヒスタミン薬は無効で，ミノサイクリンやレクチゾール® (DDS)が卓効を示す。
- 紅色丘疹には奏効するが色素沈着には効果を示さない。
- かゆみは投与後24～48時間で明らかに改善する。

アドバイス
- この疾患を知っていることが肝要で，知らなければステロイド内服などを処方してしまうこともある。また診断後速やかにミノサイクリンまたはレクチゾール®を投与すれば卓効を示すので，今まで診断がついていなかった場合は患者から感謝され医師冥利に尽きる。 　　　　　　　　　　　　　　　　　　　　　(宮地良樹)

皮膚瘙痒症

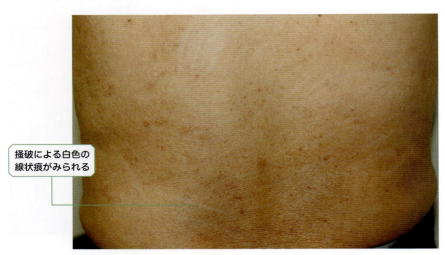

搔破による白色の線状痕がみられる

図1 典型像

なぜひと目で診断できるか？

- 皮膚瘙痒症は，"皮膚病変が認められないにもかかわらず，瘙痒を生じる疾患である"と定義される[1]。
- 図1は70歳代男性の腰部で，炎症性の皮疹はみられないが，白色の線状痕が搔破したことを物語っており，かゆみがあることが推測され，本症と診断できる。

発疹の診断で留意すべきこと

- 皮膚瘙痒症では，原発疹はなくても，搔破によって生じる搔破痕（図2）や色素沈着がみられることがある。かゆみが先行し，搔破により形成あるいは修飾される皮膚病変として，びらん，痂皮，苔癬化，痒疹結節などが挙げられるが，原発疹との鑑別が難しい場合も多い。頸部や手背などに特徴的な苔癬化を生じる Vidal 苔癬や，結節性痒疹は，皮膚瘙痒症とは区別される。
- 図1のように乾燥した皮膚（ドライスキン）を伴うことが多いが，明らかでないものもある（図3）。

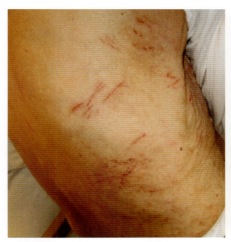

図2 搔破痕

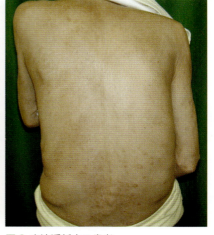

図3 血液透析中の患者

表1 汎発性皮膚瘙痒症の基礎疾患

腎疾患	慢性腎臓病，透析
肝・胆道系疾患	原発性胆汁性胆管炎，閉塞性胆道疾患，肝硬変，慢性肝炎
内分泌・代謝疾患	甲状腺機能異常，糖尿病，妊娠，閉経後など
血液疾患	真性赤血球増多症，鉄欠乏性貧血など
悪性腫瘍	悪性リンパ腫，慢性白血病，内臓悪性腫瘍など
神経疾患	多発性硬化症，脳血管障害，脳腫瘍
精神障害	寄生虫妄想，神経症，心因性
薬剤	オピオイドなど
老人性	乾皮症など
その他	AIDS，寄生虫疾患，食物など

診断がついたらどうする？

- 皮膚瘙痒症には，ほぼ全身にかゆみを生じる汎発性皮膚瘙痒症と体表面の限られた部位にかゆみを生じる限局性皮膚瘙痒症がある。汎発性皮膚瘙痒症の多くは高齢者のドライスキンによるもの(図1, 2)であるが，背景に様々な基礎疾患が存在する場合がある(表1)。図3の症例は血液透析中の患者で強いかゆみを訴えている。
- 十分な量の保湿外用薬の塗布(プロペト® 100 g　1日数回塗布，またはヒルドイド® ソフト軟膏100 g　1日2〜3回塗布)，抗ヒスタミン薬の内服(デザレックス® 錠 5 mg　1錠分1　就寝前，またはビラノア® 錠20 mg　1錠分1　空腹時)，かゆ

みを助長しないための生活指導(過剰な掻破,入浴における高い湯の温度,石鹸の使い過ぎ,こすり過ぎ,ナイロンタオルの使用を控えるよう指示)からなる基本的な治療を行いつつ,早期にかゆみが軽快しないときには,表1に挙げた疾患の検索を行う。

アドバイス

・かゆみを伴う皮疹を前にして,原発疹なのか掻破による続発疹かを鑑別することは,しばしば困難。診察時に膨疹が認められず,かゆみのみが生じている蕁麻疹,水疱性類天疱瘡の水疱出現前,疥癬の初期など注意を要する鑑別疾患もあり,診断に迷うときには皮膚科医に紹介する。
・皮膚瘙痒症では抗ヒスタミン薬に十分反応しない難治な症例も多い。前述した基本的治療が奏効しないときにも皮膚科医に紹介することが望ましい。

文献
1) 佐藤貴浩,他:汎発性皮膚そう痒症診療ガイドライン.日皮会誌 122:267-280, 2012

(江畑俊哉)

結節性紅斑

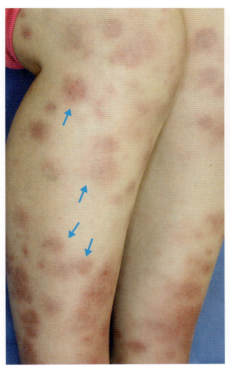

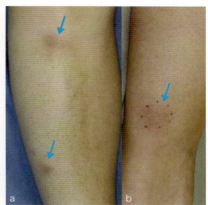

図2 慢性期の結節性紅斑
右下腿伸側(a)と左前腕屈側(b)に 5〜15 mm の淡い褐色調の紅色結節がみられる(→)。

図1 急性期の結節性紅斑
両下腿に 5〜20 mm の大小様々な,わずかに隆起する紅色結節(→)が多発し,いずれも圧痛を伴う。

なぜひと目で診断できるか？

- 両下腿に好発する。多発性の紅色結節で圧痛を伴う(図1)。大腿,上肢にみられることもある(図2)。皮膚面から隆起しないか,あるいはわずかに隆起し,硬結を触れる。境界は不明瞭で熱感を伴い,潰瘍化しない。
- 原因は多様で,細菌(A群β溶連菌,エルシニア,サルモネラ,カンピロバクター,マイコプラズマなど),ウイルス(EBウイルス,B型肝炎など)感染によるアレルギー反応が多い。溶連菌の上気道感染による場合は発熱,全身倦怠感,関節痛を伴う。その他に薬剤性,抗酸菌(結核,Hansen病)感染,Behçet病,Sweet病,サルコイドーシス,潰瘍性大腸炎,Crohn病,悪性リンパ腫,白血病に伴う例もある。特発性も多い。

- 個疹は2～3週で消褪する．皮疹の新生を繰り返したり，いったん治癒後に再発することもある．数か月に及んで慢性化することもある．

発疹の診断で留意すべきこと
- 本症を疑ったら，皮膚生検を行い病理所見により診断確定する．皮下脂肪織の小葉間にリンパ球，好中球が浸潤する中隔性脂肪織炎で，真皮にも細胞浸潤がある．慢性期には脂肪細胞の破壊と脂肪を貪食した組織球による脂肪肉芽腫を形成する．
- 皮疹部の病理検査で，皮下脂肪織内に類上皮細胞肉芽腫を形成するサルコイドーシスの組織像や，血栓性静脈炎や真皮〜脂肪組織の好中球浸潤を示すBehçet病の組織像を呈することがあり，その場合には結節性紅斑とは区別して"結節性紅斑様皮疹"と呼ぶ．

診断がついたらどうする？
- 基礎疾患検索のため白血球数，CRP，ASO，ASK，インターフェロンγ遊離試験，胸部X線検査を行う．
- 腹痛，下痢を伴う例では潰瘍性大腸炎，Crohn病に伴う本症の可能性を考え，下部消化管内視鏡検査を行う．
- 軽症例では安静，患肢挙上，熱感のある部位の冷却により軽快する．
- 基礎疾患がわかればその治療を行う．溶連菌感染があれば抗菌薬を投与し，病巣感染が疑われればその治療を行う．炎症性腸疾患に伴う場合は重症度によりTNFα阻害薬などの治療を行う．
- 関節痛，発熱，皮疹部の疼痛などの症状が強い例ではNSAIDs，ヨウ化カリウムを投与する．重症例ではステロイドの全身投与を行う．

アドバイス
- 硬結を触れ，圧痛を伴う紅色結節という皮膚症状から容易に臨床診断ができ，軽症であれば安静だけで皮疹が消褪する．
- 日常診療では，下肢に圧痛のある紅色結節である点，採血で白血球増加，CRP上昇を伴う点から蜂窩織炎との鑑別を要するが，蜂窩織炎は通常単発である．
- 全身症状を伴う例あるいは再発を繰り返す例では，診断確定と基礎疾患検索のため皮膚科医へ早めの紹介が必要である．

文献
1) 永井弥生：結節性紅斑「結節性紅斑の裏に隠れた疾患は？」．Derma 208：23-28，2013

（清島真理子）

3. 紅斑・紅皮症

丘疹紅皮症(太藤)

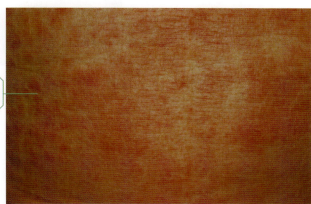

湿潤のない
充実性丘疹

図1 典型的初期像

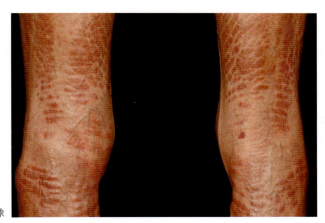

図2 膝窩の典型像

なぜひと目で診断できるか？

- 湿潤(じくじく)のない充実性丘疹が主体(図1)。
- 多数，密集，融合して慢性の経過。体幹に広がり紅皮症状態を形成。
- 高齢の男性に多い。
- 前駆皮膚症状がない。発熱などの全身症状を伴わない。腋窩，肘窩・膝窩，鼠径部などの間擦部に皮疹が欠如(図2)。

参考になる皮膚所見

- 帯状，時に線状に皮疹が欠如するようになる(deck-chair sign，図3)。
- 腹部や背部の縦横を問わず，しわに一致して明らかな境界をもって皮疹が欠如する。
- 鱗屑は伴わないか，あっても軽度。瘙痒を伴うが，程度は様々。

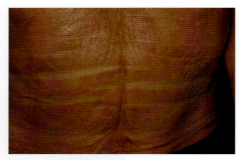

図3 deck-chair sign

発疹の診断で留意すべきこと

- 血液検査所見では，末梢血好酸球増多が，10～20％の患者にみられる。IgE 値が高いことがあるが，病勢とは相関しない。
- 広義の丘疹紅皮症あるいは丘疹紅皮症様をきたす疾患を鑑別する。
- deck-chair sign のみに依存した診断には，①炎症性皮膚疾患関連，②薬疹関連，③内臓悪性腫瘍関連，④造血系腫瘍関連，⑤自己免疫性水疱症関連を含むが，狭義の丘疹紅皮症はあくまで自発性と考えるのがよい。

診断がついたらどうする？

- ステロイド外用，抗ヒスタミン薬内服。
- 難治であれば，PUVA や narrow-band UVB 照射を追加。
- 内臓悪性腫瘍(特に胃癌，造血器腫瘍)の有無を探る。

アドバイス

- 表在性にリンパ節の腫大がある。基本的には皮膚病性リンパ節(dermatopathic lymphadenopathy)で皮疹の軽快とともに縮小する。
- 広義の丘疹紅皮症あるいは丘疹紅皮症様では，基礎疾患の病態や治療を優先すべきである。太藤の原著では，狭義の本症の報告として悪性腫瘍関連についても言及されているが，あくまでも自発性の狭義と続発性の広義を区分したほうがよい。

文献

1) Ofuji S, et al: Papuloerythroderma. Dermatologica 169: 125-130, 1984
2) Furukawa F, et al: Circumstances that led to the definition of papuloerythroderma (Ofuji) as an individual entity. J Clin Exp Dermatol Res 7:368.doi10: 4172/2155-9554. 1000368, 2016

(古川福実)

Stevens-Johnson 症候群

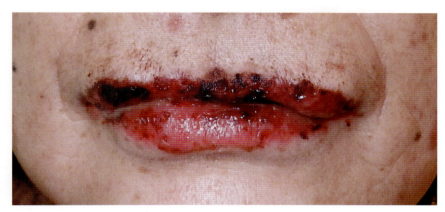

図1 血痂を伴う口唇の粘膜疹

なぜひと目で診断できるか？

- 皮膚粘膜移行部（眼，口唇，口腔粘膜，外陰部など）の広範囲で重篤な粘膜病変（出血・血痂を伴うびらんなど，図1, 2）。
- 広範囲に及ぶ皮膚の紅斑と，それに伴う水疱・びらんを認める。
- 全身症状として，発熱と倦怠感，他覚的には重症感を伴う。

診断がついたらどうする？

- 被疑薬の中止。
- 入院のうえ，皮膚科医・眼科医へのコンサルテーション。
- ステロイド全身投与の開始（中等症：0.5〜1 mg/kg/日，重症：1〜2 mg/kg/日）。

参考になる皮膚所見

- 隆起しない，中央が暗紅色のターゲット状紅斑（flat atypical targets）を認める（図3）。
- 紅斑は顔面，頸部，体幹優位に全身性に分布する。

アドバイス

- Stevens-Johnson 症候群（Stevens-Johnson syndrome；SJS）は，発熱と皮膚粘膜移行部における重症の粘膜疹を伴い，皮膚の紅斑と表皮の壊死性障害に基づく水

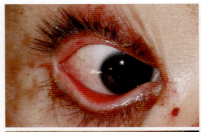

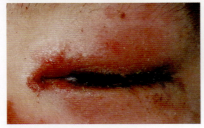

図2 眼球結膜の充血

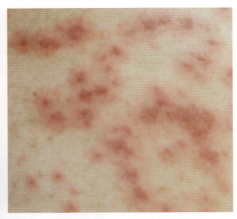

図3 SJSでみられるターゲット状紅斑

疱・びらんを特徴とする．多くの場合は薬剤が原因であり，治療の第一歩は速やかに被疑薬を中止することである．医薬品の他に，マイコプラズマやウイルスなどの感染症が原因となることもある．
- 確定診断には，多形紅斑重症型との鑑別が必要になるため，SJSを疑った場合は必ず紅斑から皮膚生検を施行し，病理組織学的に表皮の壊死性変化(少なくとも200倍視野で10個以上の表皮細胞壊死)が認められることを確認する．
- 治療の原則は，補液・栄養管理による全身管理，進行する炎症反応の抑制，皮膚粘膜病変部からの感染予防，厳重な眼科的管理である．入院設備のある病院で，皮膚科医による治療が推奨される．
- 治療の第一選択は，ステロイドの全身投与であり，症状の程度により投与量を決定する．感染症が原因の場合も，必要に応じて抗菌薬などの投与を行いながら，同様の治療を行う．ステロイド全身投与で反応不良の場合は，ステロイドパルス療法を含むステロイド薬の大幅な増量の考慮，また，症例に応じて血漿交換療法やヒト免疫グロブリン大量静注(IVIg)療法などを併用する．

文献
1) 重症多形滲出性紅斑ガイドライン作成委員会：重症多形滲出性紅斑　スティーヴンス・ジョンソン症候群・中毒性表皮壊死症診療ガイドライン．日皮会誌 126：1637-1685, 2016

(中島沙恵子)

固定薬疹

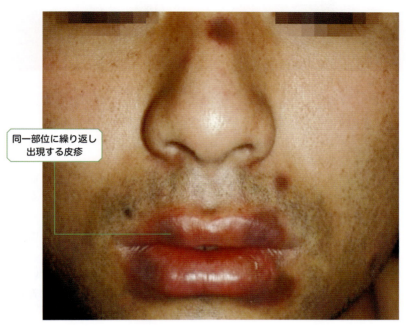

同一部位に繰り返し出現する皮疹

図1 顔面に紅斑が多発していた症例

なぜひと目で診断できるか？

- 原因薬剤摂取のたびに摂取数分〜数時間で出現し，同一部位に皮疹を繰り返す．
- 紅斑は単発の場合と，多発している場合がある．
- 口唇・外陰部など皮膚粘膜移行部に皮疹を認める場合が多い．
- 最近まで内服していた薬剤，内服している薬剤，頓服薬（感冒薬，NSAIDs や去痰薬など）が原因である．
- 水疱を認める場合もあるが，単純性疱疹でみられるような中心臍窩をもつ水疱でなく，緊満性の小水疱・水疱である．
- 本人は原因が薬剤であることに気づいていない場合が多い．

参考になる皮膚所見

- 粘膜部以外にも皮疹を認めることが多いので全身をしっかり診察する（図1, 2）．

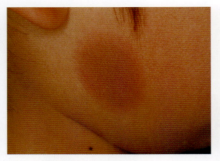
図2 右頬部例

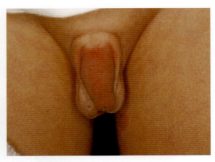
図3 外陰部例

- 紫紅色もしくは橙紅色の紅斑が本症に特徴的である(図1～3)。

診断がついたらどうする？
- 数週間で色素沈着を残し自然治癒するため積極的な治療は必要ないが，ステロイド外用薬で皮疹部の炎症を抑える。粘膜部は mild クラス以下の外用薬，もしくはワセリンなどを処方する。
- 多発性の場合や，粘膜部の症状が強いときは中等量のステロイド内服を行ってもよい。この場合は皮膚科医へ紹介が望ましい。
- 皮膚科医へ紹介し，薬剤添加リンパ球刺激試験(DLST)やパッチテストを行い，原因薬を同定する。パッチテストは治癒後に行うが，皮疹を認めていた色素沈着部位に行うほうが陽性となりやすい。
- DLSTやパッチテストでも被疑薬が同定できない場合は，内服試験を行ってもよい。

治療のコツと落とし穴
- 粘膜部に皮疹を認める場合，単純性疱疹と診断されている場合もあるため，水疱に中心臍窩はないか，単純性疱疹として矛盾のない皮疹かなど慎重に皮疹を観察する。
- 患者は頓服薬に気づいていない場合も多く，内服薬の慎重な問診が必要である。
- 繰り返すと，多発する場合や水疱を生じる場合があることを十分に説明する。

アドバイス
- 体幹・四肢にのみに生じた場合は他の環状紅斑を生じる疾患と鑑別が難しいが，粘膜部にも皮疹を認める場合は，単純性疱疹(稀に帯状疱疹)を除外できれば，独特の紅斑の色調，薬剤の内服歴聴取によって確定診断できる。
- 原因薬まで特定できれば二度と罹患することはなく，患者にとって有意義である。

〔渡辺秀晃〕

手足症候群

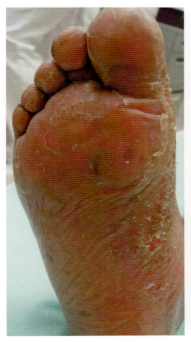 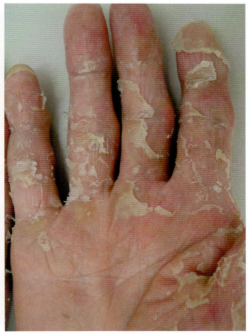

図1 抗がん剤により生じた例　　図2 分子標的薬により生じた例

なぜひと目で診断できるか？

- 手指・手掌・足底の紅斑。
- 疼痛や知覚過敏など末梢神経障害を伴う。
- 圧や摩擦などの外的刺激を受けやすい部位に症状が強く出現する。
- 抗がん剤，分子標的薬の投与歴。

参考になる皮膚所見

- 抗がん剤（フッ化ピリミジン系，カペシタビン，シタラビン，エトポシド，ドセタキセルなど）による手足症候群では紅斑の他に発赤，水疱がみられる（図1）。
- 分子標的薬（ソラフェニブ，スニチニブといったマルチキナーゼ阻害薬）による手足症候群では，荷重部位の角化症状が強いことが特徴（図2）。

診断がついたらどうする？
- 圧や摩擦といった外的刺激を避け，尿素軟膏やサリチル酸軟膏による角質ケア，ヘパリン類似物質やワセリンで保湿を行う。
- 炎症が強い場合には strong クラス以上のステロイド外用薬を用いる。
- 疼痛や末梢神経障害に対して NSAIDs，ステロイド，ビタミン B_6 の内服を行う。
- 有害事象共通用語基準(CTCAE v4.0) Grade 2(痛みを伴う皮膚症状が出現)以上では抗がん剤の減量や休薬を考慮する。

治療のコツと落とし穴
- 真菌感染(手白癬・足白癬)の合併に注意する。

アドバイス
- Grade 2 以上で休薬した場合，通常数日〜1 週間ほどで疼痛や皮疹が改善する。
- Grade 1(痛みを伴わない皮膚症状が出現)に改善すれば薬剤を減量して再開する。
- 症状の再燃により投与を中止せざるを得ない場合があるが，皮疹の増悪なく投与継続可能なことも多い。

〈浅井　純〉

5. 膠原病

エリテマトーデス
①頬部紅斑

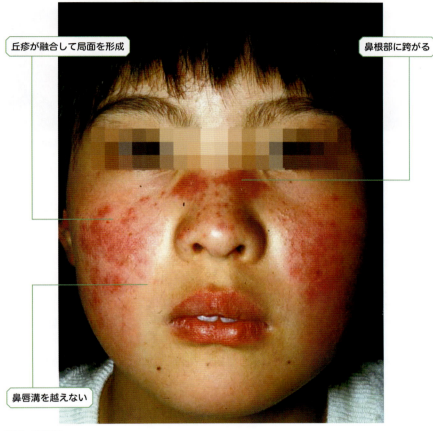

図1 典型像

ラベル:
- 丘疹が融合して局面を形成
- 鼻根部に跨がる
- 鼻唇溝を越えない

なぜひと目で診断できるか？

- 特徴的な蝶形の分布を示す頬部紅斑(図1)。
- 両頬部に紅斑をきたすことは多いが，鼻根部に跨がること，左右対称であることは特徴的。
- エリテマトーデスに特徴的で病勢も反映するので，その目で見れば気づきやすい。

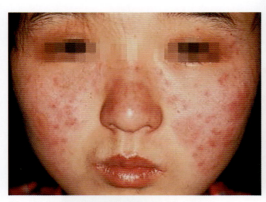
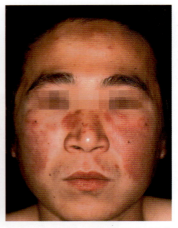

図2 初期の発疹(紅斑性丘疹が散在)　　図3 やがて融合して紅斑局面を形成

発疹の診断で留意すべきこと
- 当初は米粒大のやや隆起する紅斑性丘疹がやがて融合して局面を作るのでびまん性紅斑ではない(図2, 3)。
- 鼻根部に跨がるのが特徴的。
- 通常は鼻唇溝を越えない。

診断がついたらどうする？
- エリテマトーデスを疑う動機づけになる。その他の臨床所見を把握し、臨床検査を進める。
- 診断基準の1つというだけでなく、病勢を反映する重要な所見なので活動性判定に活用する。

鑑別すべき紅斑と鑑別点
■丹毒(図4)
- 左右非対称、熱感や圧痛・擦過痛、板状硬結がある。鼻根部に跨がらない。

■伝染性紅斑(図5)
- 左右対称だが、びまん性紅斑(叩かれたような赤み)。鼻根部に跨がらない。

■接触皮膚炎(図6)
- 急に発症し、かゆみがある。発疹は丘疹・小水疱。鼻根部に跨がらない。

■酒皶(図7)
- 発疹は毛細血管拡張・皮膚萎縮が主体。時に丘疹・膿疱を伴う。

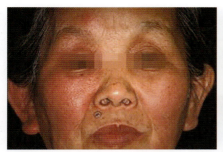

図4 丹毒

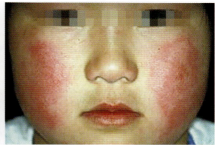

図5 伝染性紅斑

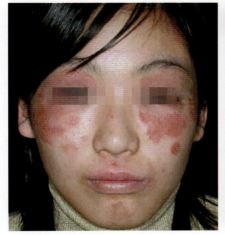

図6 接触皮膚炎

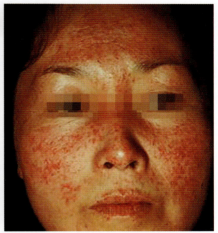

図7 酒皶

アドバイス

- 頬部紅斑(蝶形紅斑)はあまりにも有名なので，しばしば診断基準の一項目として安易に採用されやすい．しかし，頬部紅斑には上述のような基準があるので，慎重に判断すべきである．
- 臨床現場で明らかに頬部紅斑でない発疹が診断の根拠にされている事例にしばしば遭遇するので，注意を喚起したい．

（宮地良樹）

5. 膠原病

エリテマトーデス
②凍瘡状エリテマトーデス

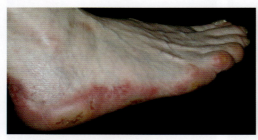 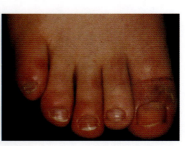

図1 典型像

なぜひと目で診断できるか？
- 凍瘡(しもやけ)様の紫紅色斑を中心とした発疹(図1)。
- 手指や四肢先端，耳介部などに好発する。
- 冬季に増悪するが暖かくなっても消失しないことが多い。

発疹の診断で留意すべきこと
- 暖房の発達した都会で"しもやけ"を診たときに想起する。
- 「子どもの頃はしもやけがなかった」「春になっても治らない」などの患者の訴えがポイント。
- 病理所見は円板状エリテマトーデスと同様。

診断がついたらどうする？
- 全身性エリテマトーデスの診断基準には入らないが，そのほかにエリテマトーデスを思わせる皮膚所見がないか，血液検査に異常はないか，などの全身精査を行う。
- 診断基準を満たさなくても，エリテマトーデスのスクリーニング検査を継続する。

アドバイス
- 夏の光線過敏症と並んで冬の凍瘡状エリテマトーデスはエリテマトーデス発見の機縁となる発疹である。単に"しもやけ"として片付けないで，他のエリテマトーデスの所見がないか精査することが肝要。

(宮地良樹)

強皮症

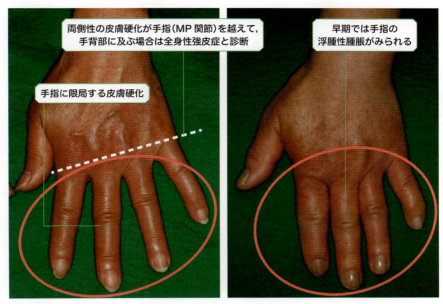

図1 強指症　　　　　図2 早期像

なぜひと目で診断できるか？

- 皮膚硬化は左右対称性に両手の手指から生じ，手背，前腕へと中枢に向かって進行する。手指に限局する皮膚硬化を強指症と呼ぶ（図1）。両側性の皮膚硬化が手指を越えて（MP関節を越えて），手背部にも及ぶ場合は全身性強皮症と診断する。
- 早期では手指の浮腫性腫脹がみられる（図2）。
- 爪上皮の延長や爪上皮出血点（図3, 4）を伴うことが多い。
- 爪郭部毛細血管異常（拡張・蛇行・脱落）もみられる（図3, 4）。
- 冬季にはRaynaud現象を伴うことが多い（図5）。
- 末梢循環障害が進行すると手指尖端の陥凹性瘢痕（図6），手指末節骨短縮，手指潰瘍（図7），皮下石灰沈着を呈する。
- 皮膚硬化が進行すると手指の屈曲拘縮を呈する（図8）。

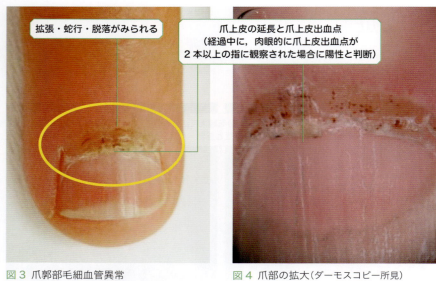

図3 爪郭部毛細血管異常（拡張・蛇行・脱落がみられる）

図4 爪部の拡大（ダーモスコピー所見）（爪上皮の延長と爪上皮出血点（経過中に，肉眼的に爪上皮出血点が2本以上の指に観察された場合に陽性と判断））

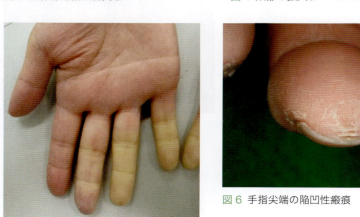

図5 Raynaud現象

図6 手指尖端の陥凹性瘢痕

参考になる皮膚所見

- 顔面の硬化による表情消失（仮面様顔貌）。
- 口周囲の硬化によって開口障害や放射状のシワ。
- 顔面，口唇，手掌などに多発する毛細血管拡張（図9）。舌小帯の白色化と短縮。

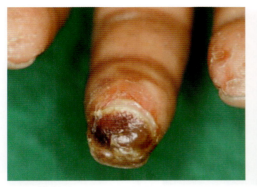

図7 手指潰瘍

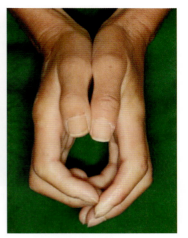

図8 手指の屈曲拘縮

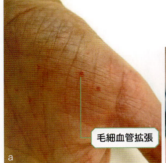

図9 毛細血管拡張
(a)手掌，(b)口唇。

診断がついたらどうする？

- 専門医に紹介，相談して，食道・消化管病変，間質性肺炎，肺高血圧症，腎疾患などの内臓病変の有無を精査し加療する。
- 手指だけではなく全身の皮膚硬化の程度を把握し，臓器病変の病勢も評価してステロイド治療を考慮する。
- 末梢循環障害に対しては寒冷曝露を避け，保温を心がけること，禁煙などの生活指導を行い，薬物治療（カルシウム拮抗薬，プロスタグランジン製剤，抗血小板薬，エンドセリン受容体拮抗薬など）を開始する。

鑑別すべき疾患

■好酸球性筋膜炎（図10）

- 四肢の浮腫性硬化として発症する。手指の皮膚硬化はないが，屈曲拘縮を呈するこ

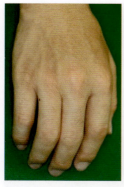
図10 好酸球性筋膜炎

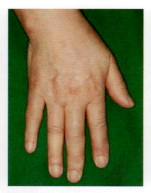
図11 関節リウマチ

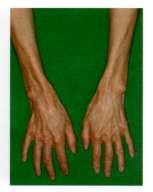
図12 Werner症候群

とがあり強皮症との鑑別を要する。

■**関節リウマチ**(図11)
- 手指の浮腫性腫脹と関節腫脹がみられ，強皮症の早期病変との鑑別を要する。MRIによる関節滑膜炎の評価が鑑別に有用。

■**Werner症候群**(図12)
- 遺伝性の早老症。四肢末端の皮膚萎縮，硬化がみられる。特有の顔貌，白髪，嗄声(甲高い声)，白内障，高度の動脈硬化などによって鑑別できる。

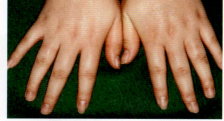
図13 糖尿病性強指症

■**糖尿病性強指症**(diabetic sclerodactyly，図13)
- 糖尿病患者の手指にみられる皮膚硬化，拘縮。

アドバイス

- 皮膚硬化は「浮腫期」「硬化期」「萎縮期」という経過をとる。
- 早期では手指の浮腫性腫脹がみられる(図2)。早期病変は「硬い」というイメージより，むしろ「つまみにくい」「腫れぼったい」「むくみ」というイメージである。
- 手指の浮腫は，強皮症だけではなく，関節リウマチの初期など，他疾患でもみられることがあり診断には注意が必要。
- 強皮症の症状は手指，手掌にみられることが多いため，手の診察によって，診断，病勢の評価，病状の把握に役立つ情報を数多く得ることができる。

(茂木精一郎)

皮膚筋炎

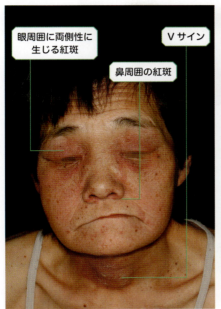

図1 ヘリオトロープ疹　　図2 爪囲紅斑，Gottron 徴候

なぜひと目で診断できるか？

- ヘリオトロープ疹は眼の周囲，特に上眼瞼に浮腫を伴い生じる紅斑で，約半数の症例にみられる(図1)。
- その発生機序としては，まばたきによる Köbner 現象が考えられている。Köbner 現象とは，皮膚疾患ではしばしばみられる，正常な皮膚に掻破や外傷などの物理的刺激を与えるとその部位に皮疹が誘発される現象である。
- 通常両側性に生じるが片側性のこともある。また，紅斑を伴わず浮腫・腫脹だけをきたす症例も存在する。
- つまり，ヘリオトロープ疹とひとくちに言っても臨床像は非常に多彩であるため特異的な所見はなく，個疹だけでの確定診断は難しいが，皮膚筋炎では通常複数の皮膚所見が出現するため，顔面紅斑(前額・内眼角・鼻，時に耳から側頸部に出現する紅斑)やVサイン(頸部から胸元の衣服で隠れない場所に生じるV字型の紅斑)な

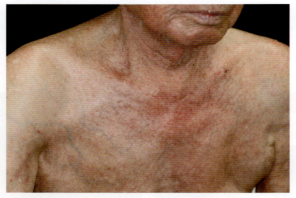

図3 慢性期の皮疹
皮膚の萎縮と血管拡張が目立つ。

ど他の皮疹を探すことが診断に重要である。
- 特にヘリオトロープ疹は皮膚筋炎において特徴的な皮疹の1つで，急性期の皮疹であり，病勢にも相関するので，その目でみれば気づきやすい。
- 爪囲紅斑(図2)は皮膚筋炎で最も高頻度にみられる皮疹の1つとして知られている。
- しかし，全身性エリテマトーデス(systemic lupus erythematosus；SLE)など他の膠原病にもみられることがあり皮膚筋炎に特異的ではない。
- Gottron 徴候は関節伸側の紅から紫紅色斑で亜急性の皮疹である。一方，角化(皮膚の角質が増加し厚くなった状態)を伴う丘疹(直径1cm以下の皮膚の隆起)を主体とするものを Gottron 丘疹と呼ぶ。外的な刺激あるいは関節の屈曲伸展による Köbner 現象が原因と考えられている。
- Gottron 徴候はしばしば目立たないことがあり，そのような軽度の場合は判定に悩むことが多いが，その際は mechanic's hand(機械工にみられるいわゆる手荒れのような，かゆみに乏しい角化・丘疹・ひびわれ。第1指の尺側や第2指の橈側に好発する)，爪上皮出血点(爪上皮にみられる黒い出血点)などを探す。

発疹の診断で留意すべきこと

- 前述のように，皮膚筋炎の皮疹は"特徴的だが特異的ではない"。皮膚筋炎の患者では通常1種類の皮疹だけに注目していては診断が難しいため，他の皮疹も探す。できるだけ多くの皮疹を見つけることで，そのぶん診断の精度を上げることができる。
- 上記の顔・手の皮疹から皮膚筋炎を疑った場合，背部に出現する線状の scratch dermatitis(flagellate erythema)，またはショールサイン(後頸から肩部の紅斑)など体の皮疹を確認する習慣をつける。

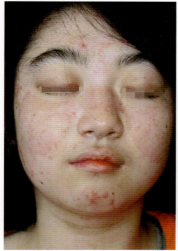

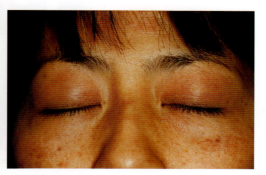

図4 SLE の蝶形紅斑　　図5 脂漏性皮膚炎

- 慢性期の皮疹では，紅斑と色素沈着・脱失および皮膚の萎縮・毛細血管拡張よりなる多形皮膚萎縮(図3)を呈する。
- 逆に，皮疹から皮膚筋炎を否定するのも難しい。本症として非典型という印象でも否定しない。
- サルコイドーシスや Sweet 病では複数の皮疹が生じ，皮膚筋炎に非常に似ることがある。除外診断として可能であれば皮膚生検を考慮する。

診断がついたらどうする？

- その他の臨床所見(筋力低下や呼吸症状)の確認や臨床検査(筋電図や MRI)を進める。
- 筋炎症状，呼吸器症状，嚥下障害の有無の評価について神経内科，呼吸器内科，耳鼻科などへのコンサルトが必要である。
- 血液検査での抗 ARS 抗体，抗 MDA5 抗体，抗 TIF1γ 抗体，および抗 Mi2 抗体の測定は，臨床経過や予後の予測の一助になる。
- ヘリオトロープ疹は急性型の皮疹で病勢を反映しうるので，活動性の判定の参考になる。

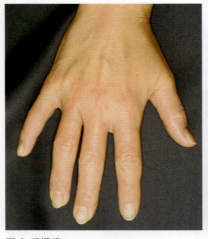
図6 手湿疹

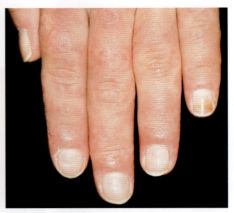
図7 SLEの爪囲紅斑

鑑別すべき疾患と鑑別点
■ SLEの蝶形紅斑(図4)
- 鼻根部に跨り左右対称で鼻唇溝を越えないなどの特徴を有する。皮膚筋炎の顔面紅斑は似ているが上記のような特徴がやや曖昧であることが多い。

■ 脂漏性皮膚炎(図5)
- 時にヘリオトロープ疹との鑑別が難しい。他の皮疹の有無が重要である。

■ 手湿疹(図6)
- 時にGottron徴候との鑑別が難しい。やはり他の皮疹の有無が重要である。

■ SLEの爪囲紅斑(図7)
- 基本的には皮膚筋炎の爪囲紅斑と同じような臨床像を呈する。

アドバイス
- 皮膚筋炎は皮膚疾患の中でも誤診が多いことで知られている。難治な皮疹では必ず鑑別疾患の1つに挙げるようにしたい。

(神人正寿)

Sjögren 症候群

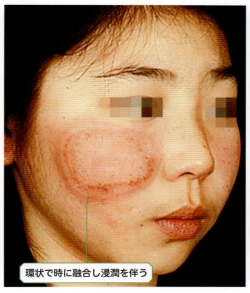

環状で時に融合し浸潤を伴う

図1 環状紅斑

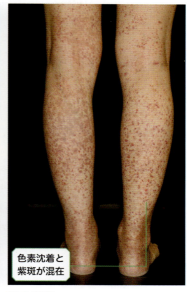

色素沈着と紫斑が混在

図2 紫斑

なぜひと目で診断できるか？

■環状紅斑
- 環状で，時に融合し，浸潤を伴う（図1）。辺縁が隆起する。
- 凍瘡，リベド，紫斑など全身的な循環障害を伴うことが多い。
- 明らかな光線過敏は少ない。
- 全身性エリテマトーデス（systemic lupus erythematosus；SLE）のような蝶形の分布をとらない。

■紫斑
- 慢性，再発性で汚穢な色素沈着と紫斑が混在してみられる（図2）。
- 凍瘡，リベドなど全身的な循環障害を伴うことが多く，立位や運動負荷で誘発される。
- 関節リウマチなどの合併のない場合，関節炎や消化器症状はみられない。
- IgA 血管炎（アナフィラクトイド紫斑）のような多様性のある紫斑ではなく，浸潤や

圧痛もみられないことが多い．

発疹の診断で留意すべきこと
■環状紅斑
・環状紅斑は比較的若い女性に多く，ドライアイやドライマウスを訴えることは少ない．
・抗SSA抗体の陽性例がほとんどであり，確定診断を行ううえで必須である．
・SLEの鑑別は重要であり，尿検査，抗dsDNA抗体，抗Sm抗体の検討が必要．
・病理学的には，SLEにみられる所見に乏しく，coat-sleeve様の細胞浸潤がみられる．

■紫斑
・IgA血管炎との鑑別が重要であり，蛍光抗体直接法で血管壁へのIgA沈着の有無の確認が必要である．
・血清IgGが高値で，別名高ガンマグロブリン血症性紫斑とも呼ばれる．
・Sjögren症候群では，時に一過性で低補体血症を伴う蕁麻疹様血管炎もみられる．
・皮膚毛細血管レベルの出血では色調は鮮紅色から赤紫色を呈し，点状紫斑の像を呈する（点状出血 1〜5 mm）．時間の経過とともにヘモグロビン，ヘモジデリンにより茶褐色から黄褐色の色調を呈するようになる．

診断がついたらどうする？
■環状紅斑
・かゆみなどの症状に乏しいが，2〜3か月持続することがあり，整容上問題となるときにはプロトピック®軟膏（成人は0.1％），プレドニン®内服（10〜15 mg）を2〜4週行い，漸減する．
・時にSLEに移行することがあり，定期的な血液検査や全身症状の出現には注意する．

■紫斑
・特発性血小板減少症，SLE，抗リン脂質抗体症候群などの膠原病の鑑別は時に困難で，経過観察が重要である．
・Schamberg病，Majocchi病，色素性紫斑性苔癬様皮膚症ではリンパ球性の毛細管レベルでの血管障害がみられ，後にヘモジデリン沈着により，茶褐色の点状色素斑が残る．
・治療は基本的には安静が主体となる．血管強化薬などの投与を行う．
・ステロイドは全身症状がなければ使用せず，免疫抑制薬などIgG低下させる治療が必要となる．

アドバイス

■環状紅斑
・2015年1月に「指定難病」として認められた．積極的に診断していくことが望まれる．

■紫斑
・Sjögren症候群の乾燥症状の評価が重要である．
・更年期障害，不定愁訴，うつ病，ドライアイなどの診断のもとに対症療法のみで加療されている例が多い．
・間質性腎炎，悪性リンパ腫，慢性甲状腺炎，耳下腺腫脹，関節炎などに注意する．

（片山一朗）

5. 膠原病

Behçet 病

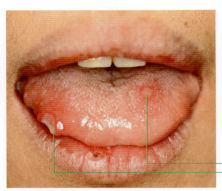

図1 舌の多発するアフタ性潰瘍

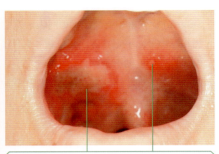

疼痛が強く、紅暈を伴う大きく深い潰瘍を形成 個数が多く再発頻度が高い

図2 硬口蓋〜軟口蓋の多発潰瘍

なぜひと目で診断できるか？

- 口腔粘膜，舌に疼痛が強く，周囲に紅暈を伴うアフタ性潰瘍が出現する(図1, 2)。
- 通常のアフタ性口内炎に比べて，大きく深い潰瘍を形成し，個数が多く再発頻度が高いことが知られている。
- 口腔内アフタは病勢とは関係なく出現する。
- 陰部，陰唇に強い疼痛を伴う類円形の深い潰瘍(打ち抜き型潰瘍)が単発ないし多発する(図3, 4)。
- 単純ヘルペスは小さく浅い潰瘍が多発し，梅毒の陰部潰瘍は通常無痛性であることが鑑別の一助となる。

参考になる皮膚所見

- 結節性紅斑：主に下腿に圧痛，熱感を伴う皮下に浸潤を触れる紅斑が多発する。病理では好中球の浸潤が強い脂肪織炎がみられる。
- 痤瘡・毛包炎様皮疹。
- 血栓性静脈炎：下腿に生じる皮下の索状硬結。
- 針反応：注射針の刺入部に膿疱を生じる。疾患活動性の高い時期に陽性となる。

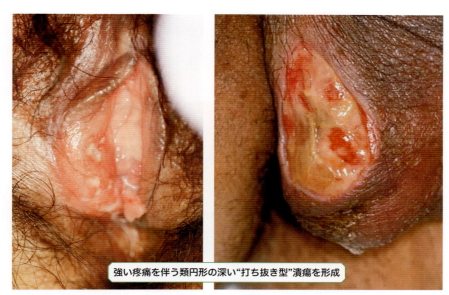

図3 陰唇内側の多発潰瘍　　図4 陰嚢部の潰瘍

強い疼痛を伴う類円形の深い"打ち抜き型"潰瘍を形成

診断がついたらどうする？

- 発熱や関節痛などの全身症状や眼病変，中枢神経病変，消化器病変，血管病変の合併も精査する。
- 特殊病型（腸管，血管，神経 Behçet 病）が疑われる場合は専門科に紹介し，精査加療を進める。コルヒチン内服を基本として難治例にはステロイドを投与。

アドバイス

- 口腔再発性アフタは最も頻度の高い症状であり，本症に必発する。
- 外陰部潰瘍，眼症状（ブドウ膜炎など），皮膚所見（結節性紅斑，痤瘡・毛包炎様皮疹，血栓性静脈炎）などのすべての症状が同時に出現することは少なく，経過中に様々な症状が出現し，再発を繰り返しながら慢性に経過する。
- 発熱や関節痛などの全身症状や神経病変，腸管病変，血管病変の合併を念頭に置いて問診や精査を行う。

（茂木精一郎）

薬剤性光線過敏症

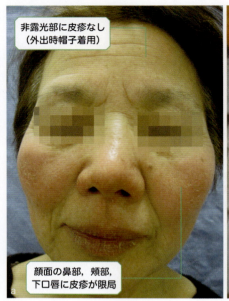
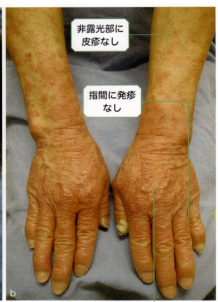

図1 典型像
(a)顔面，(b)手背・前腕。

なぜひと目で診断できるか？

- 露光部(顔面，項部，手背，上胸部V領域，その他露光部位)に限局した皮疹分布(図1)。
- 上肢・下肢が露光していた場合，皮疹は伸側皮膚に著明。
- 非露光部(腹部，腰部，臀部など)には皮疹なし。
- 主な皮疹は紅斑・腫脹あるいは湿疹様で瘙痒がある。
- ヒドロクロロチアジド含有の降圧薬，ピロキシカム，チアプロフェン酸，アフロクアロン，フェノフィブラート，ピリドキシン，メキタジン，ドキシサイクリン，テガフール，クロレラなど光線過敏症の報告が多い薬剤，サプリメントの摂取中。
- 高頻度で光線過敏症を生じやすい薬剤(肺線維症治療薬ピルフェニドン，アスペルギルス感染症治療薬ボリコナゾール)で治療中。

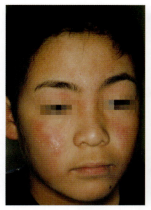
図2 アトピー性皮膚炎

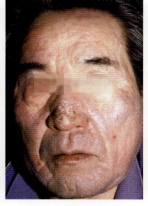
図3 慢性光線性皮膚炎

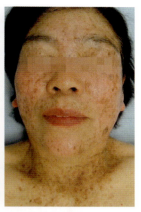
図5 皮膚型色素性乾皮症（XPF群）

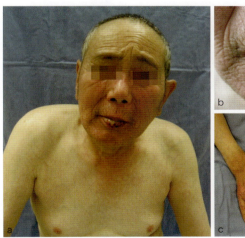
図4 薬剤性ポルフィリン症
(a)顔面を含む上半身，(b)口唇，(c)手背

発疹の診断で留意すべきこと

・皮疹出現時の状況（外出後の皮疹の出現・増悪）。
・皮膚症状は急性期では紅斑，浮腫，水疱形成，亜急性期には湿疹，苔癬化，放置すれば時に白斑黒皮症に移行することもある。
・顔面の中でも特に頬部，鼻部，額部，耳介に皮疹が著明（すなわち露光部位と露出部位は異なることを認識する）。

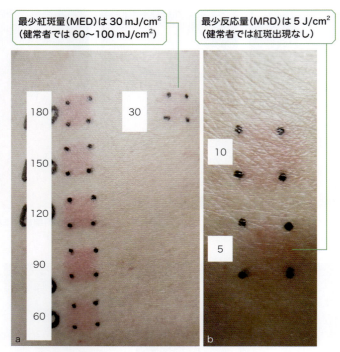

図6 光線照射試験
(a) UVB (mJ/cm^2), (b) UVA (J/cm^2)。

- 薬剤,サプリメント摂取の有無,摂取開始時期などの問診が重要。
- 患者は光線過敏症を誘発しやすい薬剤,サプリメントの摂取を皮疹出現数か月前から開始したという既往がある。

鑑別すべき疾患と相違点

■アトピー性皮膚炎(図2)
- 皮疹は左右非対称で鼻部に皮疹はない。光線過敏症では皮疹が出現しにくい眼囲に皮疹がある。
- 頸部に色素沈着あり。肘・膝の屈側など非露光部皮膚にも湿疹病変が存在する。

■慢性光線性皮膚炎(図3)
- 顔面,頸部など露光部に皮膚肥厚,苔癬化病変がみられ徐々に進行。
- 薬剤摂取歴に関する問診などから薬剤性光線過敏症を否定する。
- 光線照射試験ではUVBに極めて過敏,時にUVA,可視光線にも過敏となる。

■薬剤性ポルフィリン症(図4)
・口唇のびらんが著明，手背皮膚の脆弱化あり．尿中ポルフィリン体が上昇．
■皮膚型色素性乾皮症(XPF群，図5)
・大小不同の雀卵斑様色素斑が顔面，項部，上胸部にみられ，年齢とともに増加．

診断がついたらどうする？

・UVB，UVA，可視光線を用いた光線照射試験(図6)，光貼布試験を実施する．
・光線試験が自施設で実施困難な場合は，光線過敏症の確定診断を行っている近隣の病院皮膚科にコンサルトする．
・原因薬剤の検索，被疑薬を中止あるいは変更するよう指示する．通常は被疑薬を中止して1か月程度で皮疹の出現はなくなる．

アドバイス

・光線過敏症はUVAによる光アレルギー性で発症することが多いため，季節が冬であっても皮膚症状は露光部皮膚に出現する．
・診断確定後，被疑薬を中止して1か月程度は外出時にはサンスクリーン(高PA値のもの)を使用する．
・ケトプロフェンやスプロフェン外用による光接触皮膚炎の既往がある患者では，構造が類似した薬剤(チアプロフェン酸，フェノフィブラートなど)の交差反応による薬剤性光線過敏症にも留意する．
・皮疹に対する治療は対症療法．ステロイド外用薬，第2世代以降の抗ヒスタミン薬の全身投与により行う．
・稀に被疑薬中止後も長期間，光線曝露のたびに同様の光線過敏症が持続することがある(persistent light reaction)．

(森脇真一)

ポルフィリン症

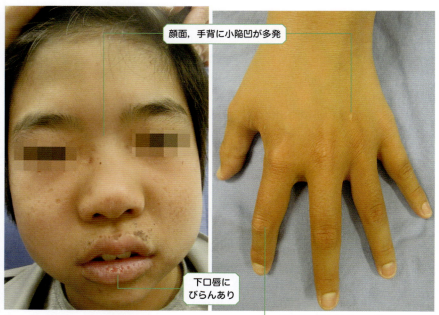

図1 典型像

なぜひと目で診断できるか？

- 露光部（特に顔面，手背）に限局する皮疹分布。
- 皮疹は外出時の急性反応（紅斑，腫脹）あるいは急性反応がなくても顔面，手背に小陥凹がみられ，手指背面の関節部皮膚は肥厚する。それらの所見は露光を繰り返すたびに進行する（図1）。
- 時に下口唇にびらんあり。
- 雀卵斑様皮疹はない。
- 日光曝露後に皮疹が出現しなくても，露光部皮膚の灼熱感，痛みを訴える。
- 非露光部（腹部，腰部，臀部など）には皮疹，皮膚症状はみられない。

発疹の診断で留意すべきこと

- 皮疹出現時の状況（外出中あるいは外出後の皮疹・皮膚症状の出現・増悪）。
- 日光曝露後に紅斑を生じやすく，露光部皮膚は脆弱で，色素沈着，小瘢痕や皮膚硬化が混在する。
- 薬剤摂取（エストロゲン，ヘキサクロロベンゼン，バルビツレート，サルファ剤，鉄剤など），アルコール摂取の有無，摂取開始時期，C型肝炎の合併など問診を詳細に行う。
- 他の光線過敏症（薬剤によるポルフィリン症以外の薬剤性光線過敏症）を否定する。
- 小児では骨髄性プロトポルフィリン症（erythropoietic protoporphyria；EPP）などの先天性ポルフィリン症，成人（特に中高年の男性）では晩発性皮膚ポルフィリン症を疑う。

診断がついたらどうする？

- 各種血中・尿中ポルフィリン検査（血中プロトポルフィリン，尿中ウロポルフィリンなど，保険収載のもの）を実施，あるいは患者血液中の赤血球蛍光を確認。
- 原因薬剤の検索，被疑薬の休薬あるいは変更を指示。
- C型肝炎などの基礎疾患の有無の検索，合併症があれば治療を行う。
- 遺伝性が疑われる場合は専門施設にコンサルトして遺伝子解析を依頼。

アドバイス

- ポルフィリンの吸収波長はUVAの長波長側から可視光線であるため，サンスクリーンの有効性は少ない。
- 物理的遮光を心がける。
- EPPでは光線曝露に伴い肝障害が進行するため，遮光指導とともに定期的な肝機能検査を実施。
- 雀卵斑様皮疹がなければ色素性乾皮症は否定的である。

（森脇真一）

褥瘡

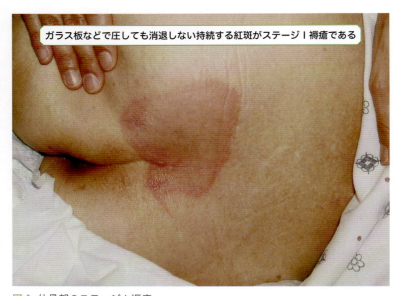

ガラス板などで圧しても消退しない持続する紅斑がステージⅠ褥瘡である

図1 仙骨部のステージⅠ褥瘡
DESIGN-R®の深さ分類では d1 に相当。
〔立花隆夫:褥瘡. 今日の臨床サポート. エルゼビア・ジャパン, 2015 (http://clinicalsup.jp/jpoc/) より〕

なぜひと目で診断できるか？

- 褥瘡とは，多くの場合は寝たきり状態が原因となって生じる皮膚局所の阻血性壊死であり，体圧の集中する一定の場所に，一定時間以上の圧迫とともに，摩擦・ずれ，湿潤などの外的要因が加わることで生じる。
- その多くは詳細な問診，視診，触診により診断可能である。
- 手術室発症を除くと，多くは寝たきり状態の患者(特に高齢者)の仙骨部など荷重部に発症する(図1, 2)。

発疹の診断で留意すべきこと

- 反応性充血，接触皮膚炎などはステージⅠ，便や尿の刺激による皮膚炎，皮膚カンジダ症などはステージⅡ，また糖尿病などによる末梢動脈疾患(peripheral arterial

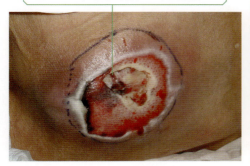
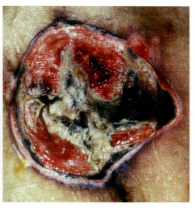

新たな圧迫が加わると D in D（褥瘡内褥瘡）を生じるので，創部の免荷には十分配慮する

図2 仙骨部のステージIV褥瘡
DESIGN-R®の深さ分類では d4 に相当。ステージIV褥瘡では，何が治癒の妨げになっているかを考え（TIME コンセプト），それらを抑制，解消するような治療法を選択する。

disease；PAD）などはステージIII以上の褥瘡と鑑別を要することもある。
- 感染を生じると，黒色壊死組織の下床に波動を触れるようになったり，細顆粒状の肉芽が粗大結節状となり浮腫を伴ったり，肉芽の色が鮮紅色からくすんだ色に変化したり，表面にぬめりを伴ったりする。
- 感染を生じると，滲出液が増加して膿性または粘稠性となり，また，鎮静化すると減少して淡血性または漿液性となる。
- 床ずれともいわれる従来の褥瘡に代わり，深部損傷褥瘡（deep tissue injury；DTI，図3）と医療関連機器圧迫創傷（medical device related pressure ulcer；MDRPU，図4）が最近注目を集めている。

診断がついたらどうする？

- 局所治療の基本は wound bed preparation（創面環境調整）と moist wound healing（湿潤環境下療法）であり，褥瘡を急性期と慢性期に分けて対処する。
- MDRPU について，医療機器は薬事法で定義されているので，たとえば手作りの抑制帯などによって生じた圧迫関連創傷も含まれるよう医療関連機器，また，創は開放創などの傷口が開いている傷を指し，傷は打撲傷などの傷口が開いていない傷を指すことから，圧迫創ではなく圧迫創傷としている。

■急性期
- 発症後1〜3週の急性期では，創の保護と moist wound healing を心がける。
- この時期には強い炎症反応を認めて痛みを伴い，発赤，紫斑，浮腫，水疱，びらん，浅い潰瘍といった多様な病態が短時間に次々と出現する。

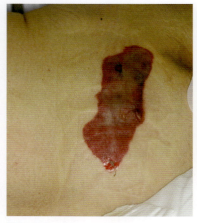

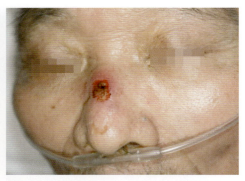

図4 NPPVフェースマスクによるMDRPU
(立花隆夫:Medical device-related pressure ulcers. 臨皮68:32-36, 2014より)

図3 DTI
DTIでは,圧迫のみならず,ずれ力などにより見た目より深い褥瘡となる。
〔立花隆夫:褥瘡.今日の臨床サポート.エルゼビア・ジャパン,2015(http://clinicalsup.jp/jpoc/)より〕

- 創面の観察ができるドレッシング材が適しているが,創面保護効果の高い油脂性基剤の外用薬などでも代用できる。

■慢性期

1)真皮までの浅い褥瘡

- 急性期と同様に創の保護と moist wound healing を心がける。

2)皮下組織に達する深い褥瘡

- 創の保護とともに,治療前半ではTIMEコンセプト(T:壊死組織,I:感染,M:滲出液,E:ポケット形成)による wound bed preparation,後半(赤色期,白色期)には moist wound healing を心がける。

アドバイス

- 褥瘡の原因は主に皮膚局所の圧迫であるが,動けない誘因となっている基礎疾患を治療しないと創傷も治らない。
- 動けなくなった誘因が除去され,適切な体位変換や体圧分散機器を用いるとともに患者の栄養状態が改善されると,外科的治療を行わなくても,時間はかかるものの,保存的治療を続けることで褥瘡はよくなっていく。

(立花隆夫)

6. 物理化学的皮膚障害

凍傷

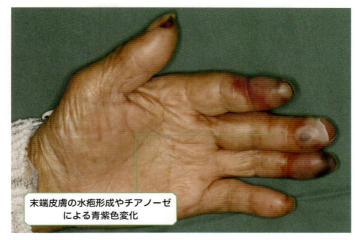

末端皮膚の水疱形成やチアノーゼによる青紫色変化

図1 手指の凍傷
82歳，男性の左手。2週間前に飲酒後に降雪の中で寝たことがあり，その後放置していたが，たまたま訪問した親戚が気づき当科を受診する。

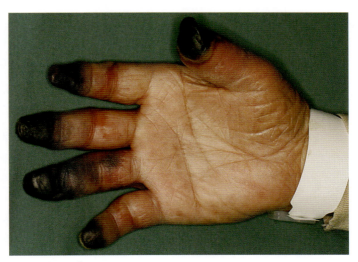

図2 手指の凍傷
同一患者の右手。黒色に変化した壊死部と健常部の境界が明瞭になれば，外科的治療の適応を考える。

なぜひと目で診断できるか？

- 詳細な問診，視診などにより診断可能である。
- 寒冷環境に起因するもの（自殺企図，スポーツ，登山，遭難，夜間徘徊，飲酒など）と媒体による冷却などに起因するもの〔液化プロパンガス（沸点－42.1℃），液化フロン（沸点－40.8℃），液体酸素（沸点－183℃），液体窒素（沸点－196℃）など〕がある。
- 末端皮膚に水疱形成やチアノーゼによる青紫色変化（図1），さらには，壊死による黒色変化を認める（図2）。

発疹の診断で留意すべきこと

- 手指の凍傷患者では，Raynaud 現象を起こしうる強皮症（→61頁），皮膚筋炎（→65頁）などの膠原病を鑑別する。
- 足趾の凍傷患者では，末梢動脈疾患（peripheral arterial disease；PAD）の誘因となりうる動脈硬化性疾患の家族歴，腎不全・腎透析の既往歴，あるいは，高血糖，高血圧，高脂血症，肥満，喫煙，大量飲酒などをチェックし，必要なら足関節上腕血圧比（ankle brachial pressure index；ABI），上腕足首間脈波伝播速度（brachial-ankle pulse wave velocity；baPWV）などを施行する。

診断がついたらどうする？

- 局所療法としては，急速融解法としてぬるま湯（40℃前後）を用いての温浴や，局所の消毒，軟膏処置などがある。
- 全身的薬物療法としては，末梢循環改善薬（PGE1など），抗菌薬などの投与，あるいは，その他の付加的治療として，高圧酸素療法，交感神経切除術などが行われることもある。

アドバイス

- 受傷早期では壊死部と健常部の境界の判断が難しいため，1～3週間は保存的に加療し，壊死部と健常部の境界が明瞭になった時点で，外科的治療の適応を判断する。

（立花隆夫）

自己免疫性水疱症
①水疱性類天疱瘡

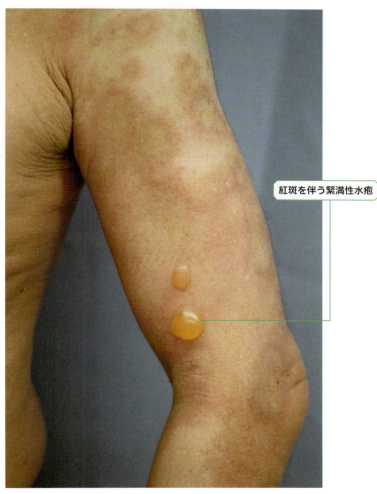

紅斑を伴う緊満性水疱

図1 水疱性類天疱瘡の上肢

なぜひと目で診断できるか？

- 紅斑を伴う緊満性水疱（図1）。

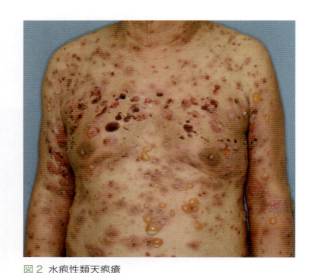

図2 水疱性類天疱瘡
全身に多発する紅斑・びらん緊満性水疱

発疹の診断で留意すべきこと

- 瘙痒を伴う。
- 浮腫性紅斑を伴う。
- 全身の皮膚に多発する緊満性水疱(図2)。
- 口腔粘膜病変を伴うこともある。
- ほかの緊満性水疱(熱傷・虫刺症など)との鑑別のために,問診をする。
- 弛緩性水疱の場合,天疱瘡を疑う。

診断がついたらどうする?

- 確定診断には蛍光抗体法を含めた皮膚生検が必要であり皮膚科医への紹介が望ましい。
- 血液検査で抗BP180抗体を調べる。
- 「類天疱瘡(後天性表皮水疱症を含む)診療ガイドライン」[1]に基づいた治療を行う。

アドバイス

- 高齢者で瘙痒の強い難治性の紅斑では鑑別疾患として考える。
- 病状によりstrongestクラスのステロイド外用やステロイド内服療法などの免疫抑制薬治療が必要になる。治療による合併症に十分な注意が必要。

文献
1) 類天疱瘡(後天性表皮水疱症を含む)診療ガイドライン作成委員会:類天疱瘡(後天性表皮水疱症を含む)診療ガイドライン. 日皮会誌 127:1483-1521, 2017

(立石千晴・鶴田大輔)

自己免疫性水疱症
②尋常性天疱瘡

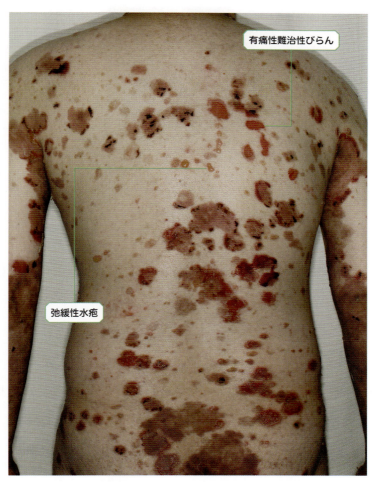

図1 尋常性天疱瘡の背部

なぜひと目で診断できるか？

- 全身の皮膚に多発する弛緩性水疱とびらん（図1）。
- びらんはしばしば有痛性。
- 隣接したびらんが融合し大きな局面を形成することがある。

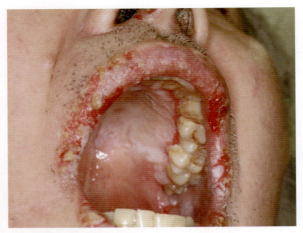

図2 尋常性天疱瘡の口唇

発疹の診断で留意すべきこと
・口腔粘膜に疼痛を伴う難治性のびらん，潰瘍が認められる（図2）。

診断がついたらどうする？
・確定診断には蛍光抗体法を含めた皮膚生検が必要であり皮膚科医への紹介が望ましい。
・血液検査で抗デスモグレイン（Dsg）1および抗 Dsg3 抗体を調べる。
・「天疱瘡診療ガイドライン」[1]に基づいた治療を行う。

アドバイス
・全身および口腔内の水疱，びらんは痛みが強く，疼痛管理が必要になることもある。
・全身に水疱，びらんが生じるため二次感染に注意が必要。

文献
1) 天疱瘡診療ガイドライン作成委員会：天疱瘡診療ガイドライン．日皮会誌 120：1443-1460, 2010

（立石千晴・鶴田大輔）

自己免疫性水疱症
③落葉状天疱瘡

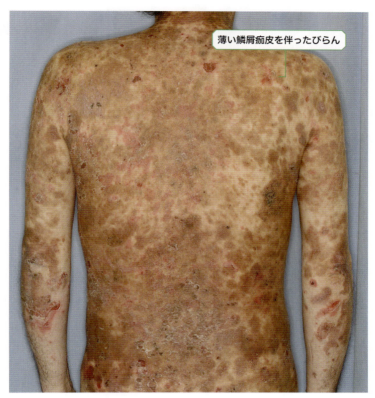

図1 落葉状天疱瘡の背部

なぜひと目で診断できるか？
- 皮膚に生じる薄い鱗屑，痂皮を伴った紅斑，弛緩性水疱，びらん（図1）。

発疹の診断で留意すべきこと
- 頭部，顔面，胸，背などのいわゆる脂漏部位に好発（図2, 3）。
- 紅斑は，爪甲大までの小紅斑が多い。

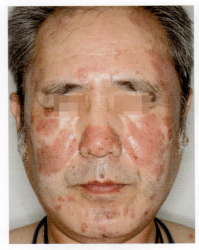

図2 落葉状天疱瘡の顔面

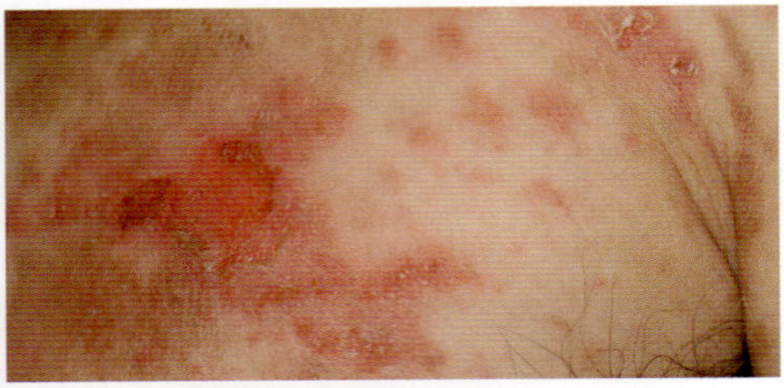

図3 落葉状天疱瘡の胸部

診断がついたらどうする？
・確定診断には蛍光抗体法を含めた皮膚生検が必要であり皮膚科医への紹介が望ましい。
・血液検査で抗デスモグレイン(Dsg)1抗体を調べる。
・「天疱瘡診療ガイドライン」[1]に基づいた治療を行う。

アドバイス
・水疱はなく，びらんの形成のみの場合もある。

文献
1) 天疱瘡診療ガイドライン作成委員会：天疱瘡診療ガイドライン．日皮会誌 120：1443-1460, 2010

〔立石千晴・鶴田大輔〕

先天性・後天性表皮水疱症

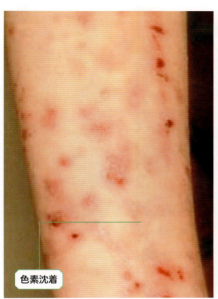

図1 単純型
右前腕。
〔弘前大学より提供〕

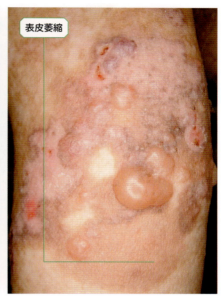

図2 接合部型
左上腕。
〔大阪大学より提供〕

なぜひと目で診断できるか？

- 生直後から続く水疱，びらん，潰瘍を見たら先天性表皮水疱症を考える。
- 手，足，肘，膝，肩，腰，臀部，下着や靴下の圧迫部など，外力の加わる部位に生じる。
- 単純型は水疱・潰瘍の治癒後に色素沈着を残す(図1)。
- 接合部型は水疱・潰瘍の治癒後に表皮萎縮を残す(図2)。
- 栄養障害型は水疱・潰瘍の治癒後に瘢痕を残す(図3)。
- 成人に発症した水疱，びらん，潰瘍，瘢痕を見たら後天性表皮水疱症を考える(図4)。

参考になる皮膚所見

- 先天性表皮水疱症は各病型に付随する特徴的皮膚所見がある。

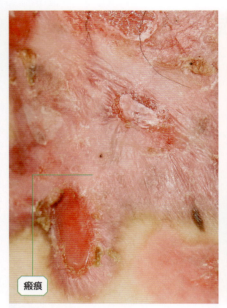

図3 栄養障害型
後頸部。
〔大阪大学より提供〕

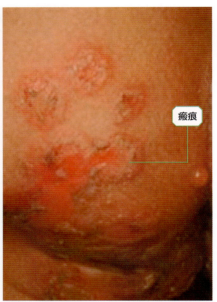

図4 後天性
臀部。
〔弘前大学より提供〕

- 単純型は掌蹠に胼胝様の角化局面を認めることがある。
- 接合部型は頭頂部の脱毛を伴うことがある。
- 栄養障害型はほとんどの症例で爪の変形・脱落を伴う。
- 重症栄養障害型は加齢とともに手指の癒着を生じる。
- 重症栄養障害型は成人期以降に皮膚有棘細胞癌を高率に合併。
- 後天性表皮水疱症の重症例は爪の変形・脱落, 指の癒着を伴う。

治療のコツと落とし穴

- 水疱は破らずに滅菌針で穴をあけて, 水疱内容液をしっかりと除去し, ガーゼ保護の後に包帯で圧迫固定する。水疱内容液除去が不十分だと水疱の拡大, 水疱蓋の破綻による潰瘍形成の原因となる。
- 潰瘍の性状に応じて上皮化促進作用, 抗菌作用, 血流促進作用のある外用薬を適宜選択して塗布し, 創傷被覆材を貼付し, 包帯で固定する。夏季は潰瘍面の感染リスクが高いので, 創傷被覆材は連日交換する。一方, 冬季は創部の安静を優先して2日に1回の交換でよい。
- 潰瘍部は二次性炎症による瘙痒が強く, 掻破により皮膚症状が悪化するため, 抗ヒ

スタミン薬，抗アレルギー薬を処方する。
- 後天性表皮水疱症は皮膚基底膜接着分子 VII 型コラーゲンに対する自己免疫疾患で，治療はステロイドや免疫抑制薬の内服が主体であるが，治療抵抗性の症例が多い。

アドバイス
- 先天性表皮水疱症は皮膚基底膜接着分子の遺伝的機能異常により発症し，日常診療で遭遇する単純型はケラチン 5 または 14，接合部型は XVII 型コラーゲン，栄養障害型は VII 型コラーゲンの遺伝子変異による。
- 有効な治療法はなく，日常生活の管理と皮膚のケアが極めて大切である。
- 特に栄養障害型の瘢痕部皮膚は容易に水疱形成を繰り返す一方で，非瘢痕部皮膚は加齢とともに水疱が生じにくくなるため，乳児期，幼少児期の適切な皮膚ケアにより瘢痕形成を可能な限り抑制することが，その後の症状の程度を大きく左右する。
- 現在表皮水疱症に対する再生医療，遺伝子治療の開発が急ピッチで進められている。近い将来，これら先進医療が保険適用となることが期待される。

（玉井克人）

掌蹠膿疱症

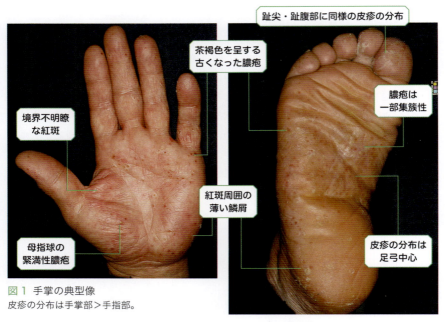

図1 手掌の典型像
皮疹の分布は手掌部＞手指部。

図2 足底の典型像

なぜひと目で診断できるか？

- 皮疹は手掌あるいは足底を主体とし，膿疱（水疱）・紅斑・鱗屑の三要素から形成される。
- 手掌の場合，掌（たなごころ），母指球・小指球を中心に皮疹は分布する（図1）。
- 足底の場合，皮疹は足弓を中心に分布するが，時に趾尖・趾腹部にもみられる（図2）。
- 体幹・四肢に同様の皮疹の分布がみられず，手掌・足底に限局していると診断がつきやすい。

発疹の診断で留意すべきこと

- 典型的な分布部位（掌・母指球・小指球，足弓）以外の手掌・足底内にも，皮疹が出現する場合もありうることに留意する。

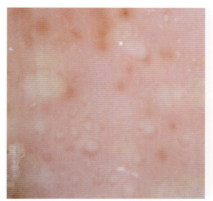
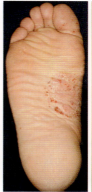
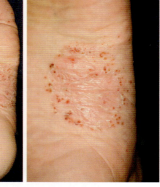

図3 ダーモスコピー　　　　　　　　図4 足白癬と間違えやすい掌蹠膿疱症

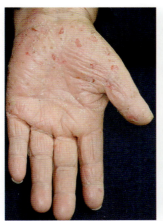
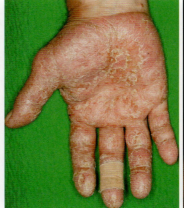
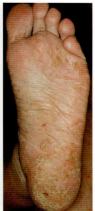

図5 自分で角質を剥離している症例　　図6 異汗性湿疹

参考になる皮膚所見

- ダーモスコピー(あるいは強拡大ルーペ)を用いて，水疱，水疱膿疱の混在を確認する。これらの混在が認められれば，強く掌蹠膿疱症を疑う(図3)。
- 水疱膿疱は水疱内に膿疱が形成され，目玉焼きのような特徴的形態を呈するので，容易に確認できる。

診断がついたら(疑ったら)どうする？

- 掌蹠膿疱症は治療経過が長くなることが多いので，本疾患を疑った場合は速やかに皮膚科医へ紹介し，最終診断と加療を依頼する。

診断のコツと落とし穴

- 掌蹠膿疱症と鑑別が必要な疾患として，異汗性湿疹（汗疱→27頁），足（手）白癬（→197頁）が第一に挙げられる。後者は真菌検査で鑑別診断が可能であるが，真菌検査を行わないと掌蹠膿疱症と誤診することがある（図4）。
- 掌蹠膿疱症の皮疹は時に非常に強い瘙痒を呈するため，患者自身で角質を剝離することがしばしばみられ，一見すると増悪時の異汗性湿疹様となり，皮膚科医でも診断に迷うことがある（図5）。
- 異汗性湿疹の急性増悪時に，掌蹠膿疱症を発症したと訴えて来院する患者が多い（図6）。詳細に観察すると，紅斑は限局性ではなくびまん性，紅斑周囲のみならず紅斑上にも薄い鱗屑が分布する，無数の表皮内小水疱（deep seated vesicle）がみられる点で掌蹠膿疱症と異なる（図6, 7）。特に，指尖部での小水疱が集簇して大型の水疱を形成する像は，診断に非常に有効な所見である（図5）。

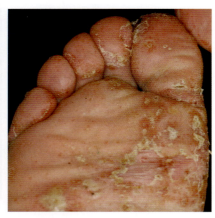

図7 異汗性湿疹

アドバイス

- 掌蹠膿疱症の名前は，マスコミを通じて拡散された経緯もあり，かなり有名となった。
- 反面，手掌・足底に何かしら皮疹が現れると，なんでも掌蹠膿疱症だといって診療所の門をたたく患者も多い。
- 実際，皮膚科医でも典型的な皮疹がみられない場合には，相当診断に苦慮することが多いので，安易に外用処方を行うのではなく，その必要性を患者に説いて，速やかに皮膚科医へ紹介してほしい。

（村上正基）

好酸球性膿疱性毛包炎（太藤病）

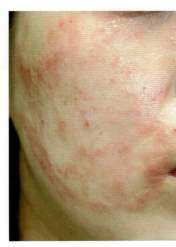

図1 典型像
女性の顔面に広がる，毛包一致性の膿疱を伴う環状紅斑。

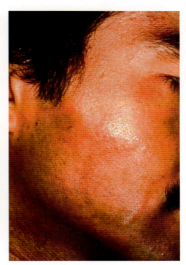

図2 典型像
男性の右頬に出現した毛包一致性膿疱の環状配列。〔市立島田市民病院皮膚科　橋爪秀夫先生より提供〕

なぜひと目で診断できるか？

- 毛包一致性丘疹膿疱が環状に配列する（図1～3）。
- 執拗な瘙痒を伴う。
- 中心治癒傾向がある。遠心性に拡大する。色素沈着を伴う。

参考になる皮膚所見

- 発疹は体部白癬（頑癬）に類似する。
- 「毛包一致性」の確認にはダーモスコピーやルーペが便利（図4）。

診断がついたらどうする？

- インドメタシン（25～75 mg/日）の内服が奏効する（有効率88％）。
- インドメタシンプロドラッグの有効率は様々である［アセメタシン：100％，インドメタシンファルネシル：38％，プログルメタシン：増悪（ただし1例報告）］。

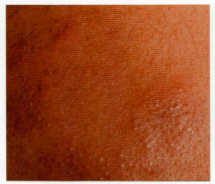

図3 典型像
男性背部に出現した毛包一致性膿疱をのせた紅斑。〔市立島田市民病院皮膚科　橋爪秀夫先生より提供〕

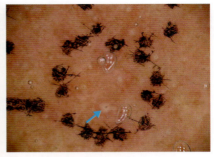

図4 毛包一致性膿疱
男性の上肢に出現したEPFの拡大像（ダーモスコピー）。体毛との位置関係から，膿疱が毛包一致性であることがわかる。

治療のコツと落とし穴

- インドメタシンの禁忌（妊婦，消化器潰瘍，小児など）に注意する。
- インドメタシン抵抗例はテトラサイクリン（ミノマイシン®）の内服を試みる。
- タクロリムス軟膏が有効。
- 確定診断は皮膚生検が必要であり，皮膚科医に紹介するとよい。

アドバイス

- 診断のポイントは，「毛包一致性」，「膿疱」，「強いかゆみ」である。ステロイド外用薬や尋常性痤瘡治療薬で改善しない顔面の発疹をみたら，好酸球性膿疱性毛包炎（eosinophilic pustular folliculitis；EPF）を想起することが重要。
- 尋常性痤瘡とEPFを鑑別するコツは次のとおり。EPFでは面皰はない。発疹は環状に並び，かゆみが強い。尋常性痤瘡は，たいていどこかに面皰がある。面皰とは，毛孔が閉塞し，内容物が充満した状態である。皮脂で塞がった毛孔がないか，顔全体を観察するとよい。
- HIV感染による後天性免疫不全症（AIDS）や血液系悪性腫瘍に好酸球性膿疱性毛包炎が続発することがある。採血（血算・HIV抗体価の測定）するとよい。

文献

Nomura T, et al: Eosinophilic pustular folliculitis: A proposal of diagnostic and therapeutic algorithms. J Dermatol 43: 1301-1306, 2016

（野村尚史）

尋常性魚鱗癬

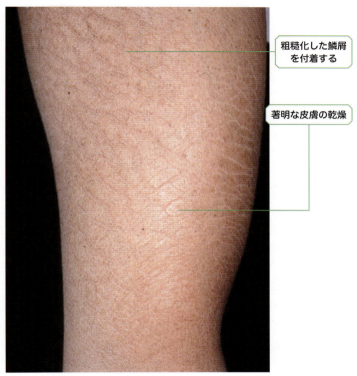

粗糙化した鱗屑を付着する

著明な皮膚の乾燥

図1 典型像
下腿。

なぜひと目で診断できるか？

- 生下時から乳児期にかけて著明に皮膚が乾燥し，がさがさに粗糙化し落屑する臨床所見より魚鱗癬を疑う。皮疹の分布，性別，家族歴より，どの型の魚鱗癬なのかはおおよその見当はつけられる。
- 尋常性魚鱗癬の皮疹は，アトピー性皮膚炎の好発部位である四肢屈側や腋窩，頸部などでは症状が軽いが，顔面は乾燥する。
- 尋常性魚鱗癬か，男性に発症する伴性魚鱗癬かは，乾燥症状が四肢の伸側，屈側のいずれに強いかにより鑑別。付着する鱗屑は伴性魚鱗癬のほうがより厚く大きい。

- 生下時の皮膚症状，毛髪，爪甲や歯牙の異常，掌蹠の角化，成長障害，免疫異常，アレルギー症状などの有無や皮疹の性状により，重症な葉状魚鱗癬や魚鱗癬様症候群を鑑別する。

参考になる皮膚所見

- 尋常性乾癬は，四肢伸側（特に下腿の前面）や下腹部の皮膚の乾燥と落屑が特徴である。
- ステロイドサルファターゼ活性の欠損や低下が原因の X 連鎖性伴性魚鱗癬は，男児に発症し，鱗屑がより強く大きく，腹部から胸部にも広がり周辺の色素沈着を伴う。
- 手掌の深い掌紋は，尋常性魚鱗癬の特徴である。
- 軽症例や東南アジアなど高温多湿の地域では，皮膚症状はマスクされ通常の乾燥肌として見過ごされることが多い。

診断がついたらどうする？

- 軽症の魚鱗癬である尋常性魚鱗癬は，フィラグリン遺伝子の異常により引き起こされる角化異常症であり，抜本的な治療は今のところ望めない。
- 全身の乾燥や粗糙化を防ぐために保湿やスキンケアが主体となる。

治療のコツと落とし穴

- 全身の乾燥や粗糙化を防ぐために保湿効果のある外用薬を入浴後や起床後に規則的に外用することで，満足いく結果が得られることが多い。冬季の乾燥に注意し，自分に合った保湿薬を選び，使用を習慣づけるように指導する。
- 医薬部外品でも魚鱗癬の乾燥肌に適した保湿薬が数多く市販されており，それらを試用することも悪くはない。
- 湿疹病変を伴う皮疹には，Th2 型サイトカインによるフィラグリン遺伝子の発現抑制を軽減するためにも，ステロイドやタクロリムスの外用を積極的に行う。
- 処方薬としては，ヘパリン類似物質含有保湿薬や尿素系保湿薬，ワセリン，ザーネ®軟膏など古典的外用薬，あるいは医薬部外品の保湿薬より患者の好み，症状，季節，さらに費用を考慮し適宜選択する。
- かゆみや発赤の強い部位には，キンダベート®軟膏やロコイド®軟膏やプロトピック軟膏などを保湿薬とともに重層塗布する。

病態

- 魚鱗癬は，患者ゲノムの遺伝子変異により，体の最外側をなす表皮の角質や皮脂を健常に構成して代謝することができず，水分保持やバリア機能が破綻し，潤いが欠如して粗糙化し，角質増生から落屑をきたす疾患群である．一見"魚のうろこ"を思わせる皮膚よりこの名前で呼ばれる．
- 最も頻度の高い尋常性魚鱗癬は，フィラグリン遺伝子の変異により正常なフィラグリン蛋白量が低下することで，表皮の顆粒層から角層における保水機能が破綻して皮膚が乾燥する．さらに，バリア機能が低下することで，食物やダニ，ハウスダストや金属イオンなどの環境抗原が表皮から真皮へと侵入し，容易に感作されることで，アトピー性皮膚炎や食物接触アレルギー，金属アレルギーの基礎疾患となる．
- このためフィラグリン蛋白の減少はアトピー疾患の基礎ともなり，尋常性魚鱗癬患者の多くが，アトピー性皮膚炎やアレルギー性鼻炎，喘息などアレルギー疾患を頻繁に合併する．毛孔性苔癬もしばしば併発する．アトピー性皮膚炎のTh2型サイトカインは，フィラグリン遺伝子の発現を低下させることが知られており，尋常魚鱗癬に合併したアトピー性皮膚炎は相互的に症状を悪化させる．
- 原因遺伝子としてフィラグリン遺伝子が同定されて以来，ごく軽症の尋常性魚鱗癬は世界の人口中の数％に存在する極めて頻度の高い先天性角化症であることが理解された．
- 稀ながら中高齢者の癌患者に，尋常性魚鱗癬の症状を呈する後天性魚鱗癬も発症する．この後天性魚鱗癬においても，患者ゲノムにはフィラグリン遺伝子の発現低下の背景があるとされる．

（高橋健造）

8. 角化症

Darier 病

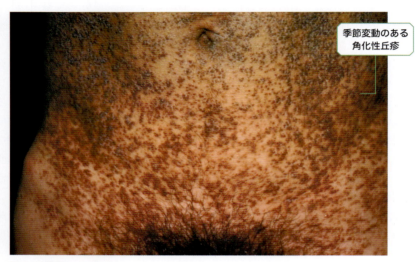

季節変動のある角化性丘疹

図1 典型像
脂漏部位である腹部の皮疹。

なぜひと目で診断できるか？
・思春期より顕著となり脂漏部位に限局する，季節変動のある角化性丘疹より，Darier 病を疑う。

参考になる皮膚所見
・角化性の痂皮が取れた痕には，びらんや潰瘍を形成して浸潤し悪臭を放つ。
・運動や日光への曝露でも増悪する。
・伝染性膿痂疹や Kaposi 水痘様発疹症をしばしば併発する。
・ほぼ全例で爪の変形を伴い，時に掌蹠の角化，舌や口腔内に白色の飛び石様の丘疹を呈する。

主な治療法
・エトレチナート（チガソン®）内服が主体となる。さらに随伴する感染症への対症療法を行う。初期投与量として 10〜40 mg/日で開始し増減する。エトレチナートを

中止すると皮疹の再燃は避けられないため，妊娠の可能性や骨の成長発育などを考えたうえで，長期投与の計画を立てる。
- 尿素軟膏やサリチル酸ワセリン薬などの角質融解作用のある薬剤やステロイドを症状や季節に応じて使い分けていく。びらん，潰瘍を形成している症例においては，上皮化を促進する抗潰瘍薬(プロスタンディン® 軟膏，アクトシン® 軟膏など)の外用も併用する。

治療のコツと落とし穴
- 先天性疾患でありながら，発症が 10～20 歳代の思春期に当たることも多く，精神的に追いつめられる患者が多い。海外においては Darier 病患者には自殺率が高いとの報告がある。精神科的な援助による心のケアが必要なこともある。

病態
- Darier 病は，常染色体優性に遺伝する先天性角化異常症であり，胸部・背部・頭部・鼠径部など，いわゆる脂漏部位に黄褐色の痂皮を伴い浸軟した丘疹が多発し，それらが癒合して疣状の塊となりびらんを形成する。
- 先天性疾患ながら 10 歳代以降に発症し，壮年期には軽快する。また夏期に悪化し冬期には軽快する。
- 小胞体のカルシウムポンプ *SERCA2 遺伝子* の変異により，ATP2A2 のポンプ機能が低下し，表皮角化細胞内のカルシウム濃度が上昇することで，異常角化，個別角化や表皮細胞間の間隙を形成し，Darier 病の病態を呈する。

アドバイス
- 頭部や間擦部位では，特に夏に細菌が繁殖し，発汗により悪臭を発する。
- 入浴やシャワーで皮膚を清潔に保ち，外用薬や時にはオリーブ油などを使用して痂皮や鱗屑を取り除くよう指導する。

(高橋健造)

8. 角化症

長島型掌蹠角化症

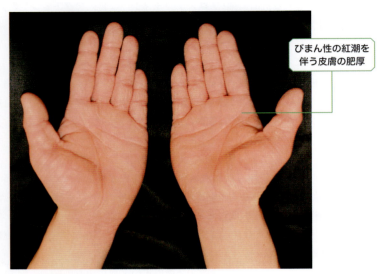

図1 典型像(手掌)

びまん性の紅潮を伴う皮膚の肥厚

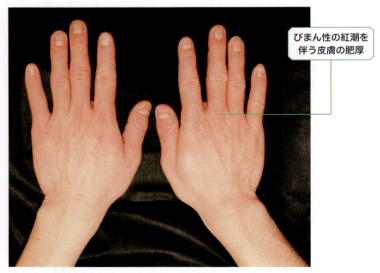

図2 典型像(手背)

びまん性の紅潮を伴う皮膚の肥厚

なぜひと目で診断できるか？

■ 特徴的な臨床像
- 掌蹠（手掌と足底）の**びまん性の紅潮を伴う皮膚の肥厚**（組織学的には表皮肥厚と過角化）。
- 掌蹠のみに限局せず手背・足背側に，また，手首屈側，くるぶし，アキレス腱にまで症状が及ぶ（transgradient PPK）。
- 角化の程度は比較的軽度である。

発疹の診断で留意すること

- 長島型掌蹠角化症（Nagashima-type palmoplantar keratoderma；NPPK）は日本人に最も多い遺伝性掌蹠角化症（palmoplantar keratoderma；PPK）である。
- 原因は*SERPINB7*遺伝子の変異であり，常染色体劣性の遺伝形式をとる。多くの症例は生後1年以内に発症する。
- NPPKは皮膚以外の症状は有さない非症候群性の遺伝性PPKである。また歯牙異常，毛髪異常，低身長なども合併しない。
- 成人してから患者が受診した場合，後天性のPPKの可能性がないか留意する。
- 後天性のPPKは原因として乾癬・湿疹などの炎症性皮膚疾患のみならず，全身性疾患や感染症，化学物質や薬剤性，内臓悪性腫瘍に関連したデルマドロームなど様々なものを含む。

診断がついたらどうする？

- 保湿薬や角化軟化薬を中心とした外用治療を行う。
- 多汗を高率に伴い，浸軟して悪臭を放つこともある。必要に応じ塩化アルミニウム水を塗布する。
- 足白癬を合併することがあり，適宜検鏡での真菌検査を行う。

アドバイス

- しばしば肘頭・膝蓋部にも症状が出現する。
- 基本的に軽症で非進行性の疾患だが，NPPKの経過中に皮膚肥厚した掌蹠に悪性黒色腫を合併した症例が近年報告されており，角化病変内に褐色や黒色の色素斑を見つけた場合は注意を要する。

（加来　洋・椛島健治）

胼胝・鶏眼

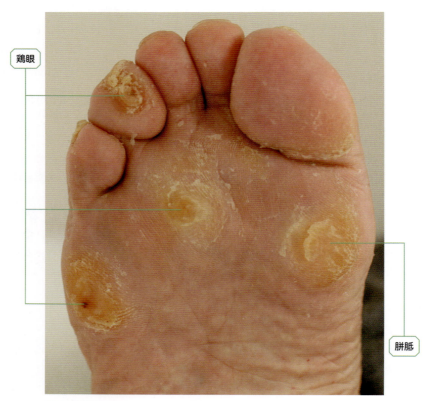

図1 典型像
足底の母趾球に胼胝，中央と小趾球，第4趾に鶏眼がある。
〔是枝哲：サリチル酸絆創膏の使い方について教えてください．大谷道輝，他（編）：マイスターから学ぶ皮膚科治療薬の服薬指導術．メディカルレビュー，pp186-187，2016より〕

なぜひと目で診断できるか？

- 胼胝（たこ），鶏眼（魚の目）は，慢性的な圧迫や摩擦などの機械的刺激により角質層が増殖する疾患。荷重や圧迫がかかる部位に好発。
- 胼胝は，足底部や足趾の荷重部にできるものが多く，外側に向けて角質層が肥厚していく。ペンだこ，座りだこのように圧迫がかかる他部位でも生じる。
- 鶏眼は限局的刺激により，深部に向かって角質層が肥厚する（図1）。足底の荷重部

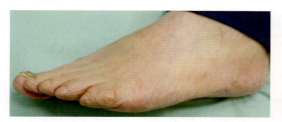

図2 第5趾外側の鶏眼
靴の圧迫により生じる。

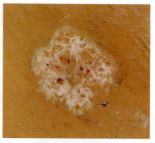

図3 足底の尋常性疣贅の拡大写真
点状に血管が観察される。

以外に足趾同士が圧迫されることにより趾間に鶏眼が生じることがある。

- 第5趾外側は靴からの圧迫により胼胝や鶏眼ができることがある（図2）。

診断がついたらどうする？

- 胼胝はカミソリや専用のスライサーなどで角質層を削る。鶏眼はニッパー型爪切り，メス，ハサミなどで中心部の"芯"を削る。
- スピール膏®を2～5日間貼付し，角質層が浸軟してから取り除く方法もある。
- 再発予防として，靴のサイズの見直し，正しい靴の履き方の指導，適切なインソールの作製などがある。

治療のコツと落とし穴

- 尋常性疣贅（いぼ）が足底にできた場合には鑑別が必要。尋常性疣贅の場合は表皮細胞がヒトパピローマウイルスに感染し乳頭腫状に増殖したことに伴い角質層が肥厚するため，よく観察すると，胼胝，鶏眼と違い点状に血管が観察される（図3）。
- 母趾球，小趾球などの荷重部にできるものは胼胝・鶏眼で，荷重部でないところにできるものは尋常性疣贅の場合が多い。ただし，開張足の人の場合は，第2, 3中足骨遠位部付近に鶏眼ができる場合があるので気をつける。

アドバイス

- 保険診療にて，鶏眼・胼胝処置は月に1回しか算定できなかったが，2018年の改定で月に2回まで算定できるようになった。

文献

1) 是枝哲：サリチル酸絆創膏の使い方について教えてください．大谷道輝，他（編）：マイスターから学ぶ皮膚科治療薬の服薬指導術．メディカルレビュー，pp186-187，2016

（是枝　哲）

顔面毛包性紅斑黒皮症

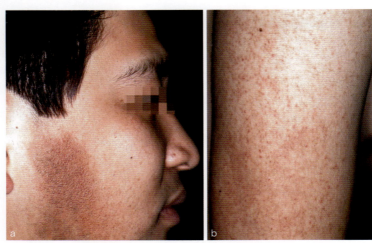

図1 典型像
顔面毛包性紅斑黒皮症（a）は毛孔性苔癬（b）を合併しやすい。

なぜひと目で診断できるか？
- もみあげの部分に一致して髭の剃り残しのような紅斑性局面を対称性にみる。
- よく見ると紅斑局面に毛孔一致性の丘疹を認める。若年男性に多い。

発疹の診断で留意すべきこと
- 本人は気にしているが，あまり病気とも思われていない。
- 毛孔性苔癬を合併しやすいので上腕や大腿伸側をみる必要がある。

診断がついたらどうする？
- 整容的な問題だが，よい治療はない。患者は病名を知って安心することが多い。
- 合併する毛孔性苔癬はサリチル酸ワセリンなどで軽快することもある。

アドバイス
- 街中でもしばしば目にし，病気とも思われていないが，立派な診断名があること，毛孔性苔癬を合併しやすいことから知っておくべき皮膚疾患の1つ。　（宮地良樹）

9. 炎症性角化症

乾癬

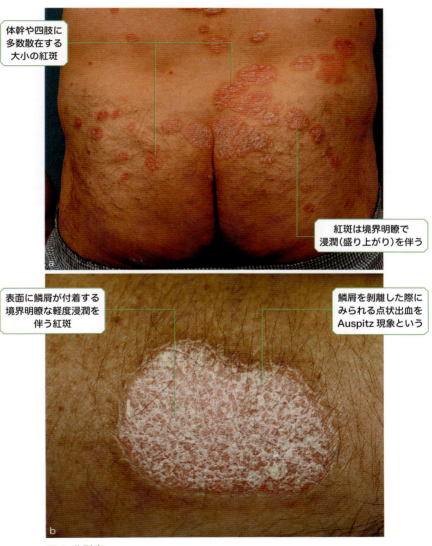

図1 典型疹
(a)臀部。境界明瞭な表面に鱗屑を付着させる紅斑が散在する。(b)個疹。紅斑は境界明瞭で面上には厚い鱗屑が付着している。

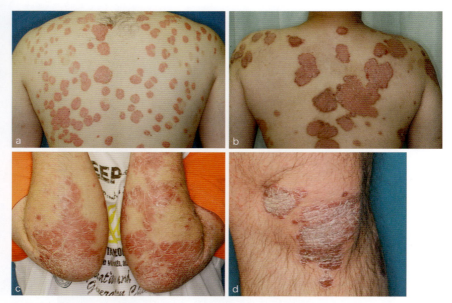

図2 典型疹
(a)背部(小局面型), (b)背部(大局面型), (c)肘関節部, (d)膝関節部。

なぜひと目で診断できるか？

- 特徴的な厚い鱗屑が付着する境界明瞭な紅斑(図1, 2)。
- 全身の皮膚に生じるが，特に頭部，肘頭，膝蓋，腰臀部，下腿など物理的刺激が加わりやすい部位に好発。
- 皮膚のみならず爪にも多彩な症状を呈する。

■ Auspitz現象(図3)

- 紅斑の表面に付着する鱗屑を剥離することによって生じる点状出血をいう。
- 角層直下まで真皮乳頭が延長しているため，容易に毛細血管より出血が起こる。

■ 爪乾癬(図4)

- 爪に生じた乾癬の症状は，皮疹と異なり多彩かつ特有である。
  1) 爪母乾癬：点状陥凹，爪甲白斑，爪半月の赤色点状斑，爪甲崩壊
  2) 爪床乾癬：爪甲剥離，油滴変色，線状出血，爪床角質増殖
- その中でも，点状陥凹や黄色変化を伴う爪甲剥離は診断的価値が高いとされる。
- 症状が爪のみの乾癬もみられるがその頻度は10%以下である。よって爪のみの変化の場合は，まず真菌症を確実に否定する必要がある。

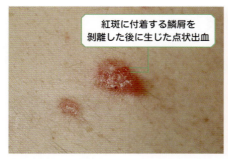

図3 Auspitz現象
肘頭部の浸潤を伴う紅斑。鱗屑も付着している。

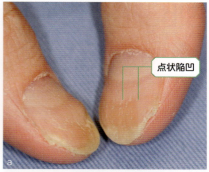

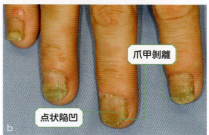

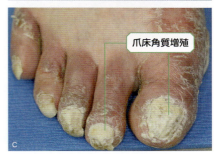

図4 爪乾癬
(a)点状陥凹の散在と鱗屑, (b)点状陥凹と爪甲剥離, (c)著明な爪床角質増殖。

診断がついたらどうする？

- 乾癬を疑う動機づけにもなるので，鱗屑を剥離し点状出血（Auspitz現象）の有無を確認してみる（すべての皮疹において点状出血が確認されるわけではないが診断の後押しにはなる）。
- 念のために関節炎症状の有無，また高血圧や糖尿病などの併存疾患の有無についても確認する。
- 難治性の炎症性皮膚疾患であり，早期の皮膚科医への紹介が望ましい。

アドバイス

- 乾癬は発疹が限局されている場合，診断に至ることが難しいケースがある。頭部のみであれば脂漏性皮膚炎，下腿のみであれば貨幣状湿疹，爪のみであれば爪白癬や爪扁平苔癬などである。
- 発疹が全身にみられても皮膚リンパ腫である菌状息肉症の可能性や，降圧薬などの薬剤によって生じた発疹の可能性もありうる。
- このような発疹を見た場合は，診断まで回り道をしないためにも不用意な投薬で発疹を修飾しないよう，注意を促しておきたい。

（遠藤幸紀）

Gibert ばら色粃糠疹

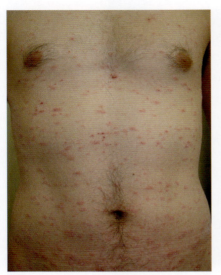

図1 典型像
腹部。

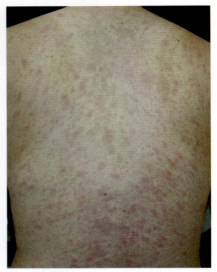

図2 典型像
背部ではクリスマスツリー様を呈する。

なぜひと目で診断できるか？

- 体幹，四肢に多発する数 cm 程度までの円形〜楕円形の紅斑（図1）。
- 特に背部では皮膚割線方向を長軸とする楕円形紅斑が多発するため，クリスマスツリー様（図2）となる。
- 個疹は辺縁に襟飾り状の落屑を有する小型の紅斑（図3）である。
- 約半数以上で，主に体幹にヘラルドパッチと呼ばれる比較的大きめの原発疹（図4）が，数日〜数週間，他の皮疹に先行してみられる。

参考になる皮膚所見

- 10〜40 歳代の比較的若年者に好発し，やや女性に多い。
- 冬季に多く，上気道炎や感冒様症状に引き続いて出現することがある。
- 瘙痒は一般に軽度。
- 薬剤が原因となる場合もあるが，この際はヘラルドパッチがみられないことが多

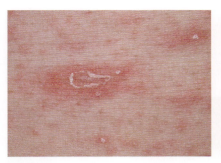

図3 個疹
辺縁に襟飾り状の落屑を有する。

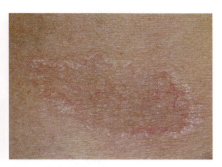

図4 ヘラルドパッチ

い。原因薬剤としては抗菌薬，抗てんかん薬，抗不安薬や血圧降下薬などが知られている。

診断がついたらどうする？
- 薬剤や上気道感染などの誘因の有無を検索し，mediumからvery strongクラスのステロイド外用療法を行う。
- 瘙痒の程度に応じて，抗ヒスタミン薬の内服を併用する。
- 滴状乾癬あるいは類乾癬，梅毒など類似の症状を呈する他疾患もあるので，あまり典型的でない場合は皮膚科医への紹介を検討する。

アドバイス
- 治療開始後も，皮疹が消褪するまでに1～3か月程度かかることが少なくないが，基本的に自然軽快する疾患であり，再発も稀。
- HHV-6/7などウイルス感染の関与が示唆されているが本症自体には感染性はなく，日常生活の制限はない。
- 皮疹が広範囲の場合でも患者が不安になることのないよう，事前に説明しておくことが重要。

（鳥居秀嗣）

扁平苔癬

なぜひと目で診断できるか？
- 四肢に好発し，瘙痒を伴う。
- 個疹は爪甲大程度までのものが多く，特徴的な暗紫色調の角化性紅斑(図1)である。
- 表面に網目状の灰白色線条(Wickham 線条，図2)がみられる。

参考になる皮膚所見
- 瘙痒が強いことが一般的であり，搔破刺激により一見正常に見える部位に皮疹が誘発される(Köbner 現象)ことがある。
- 爪病変(図3)や口唇，口腔粘膜疹(図4)を伴うこともあり，陰部では環状を呈する(図5)ことが多い。線状に分布するもの(図6)や，水疱を伴うものなど特殊な病型がある。

診断がついたらどうする？
- 薬剤や金属アレルギー，C 型肝炎などの誘因を検索。
- strong クラス以上のステロイド外用療法を行う。
- 瘙痒の程度に応じて，抗ヒスタミン薬の内服も併用し搔破を避ける。

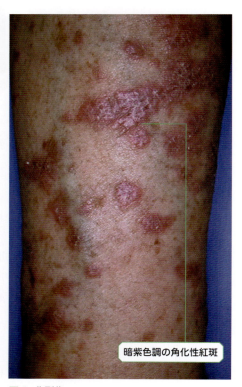

図1 典型像（暗紫色調の角化性紅斑）

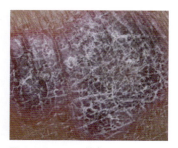

図2 Wickham 線条

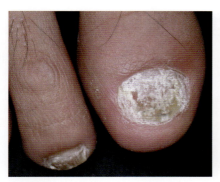

図3 爪病変

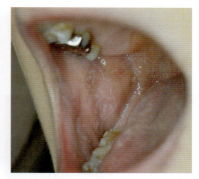

図4 口腔粘膜疹

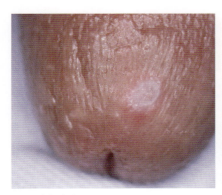

図5 陰部病変

アドバイス

・原因不明も多いが，薬剤や金属によるアレルギー反応の特異なものやC型肝炎が関与している場合もあり，皮疹から様々な病態が明らかにされることがある。

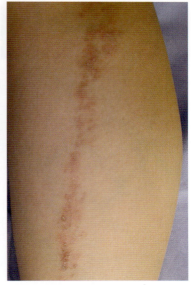

図6 線状に分布する例

・特発性の場合は治療が長期にわたるケースが多く，ステロイド外用による副作用などにも注意が必要。

（鳥居秀嗣）

尋常性白斑（全身型・分節型）

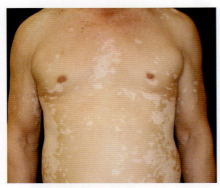

図1 尋常性白斑
全身型。

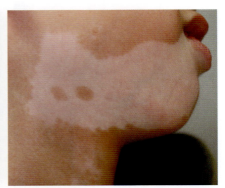

図2 尋常性白斑
分節型。

なぜひと目で診断できるか？

- 尋常性白斑（全身型・分節型）では特徴的な完全脱色素斑が認められる。
- 完全脱色素斑とはメラニン色素が完全に脱落した脱色素斑を指す。
- 全身型では左右対称に白斑が分布する（図1）。
- 分節型では神経分節に沿って片側に分布する（図2）。
- 完全脱色素斑は周囲正常皮膚とのコントラストがはっきりしている。

発疹の診断で留意すべきこと

- 脱色素が不完全か完全かを判断する。
- 先天性か，そうでないか，発症年齢を確認する。
- 脱色素斑の分布を確認する。
- 白斑の鑑別診断は多岐にわたる。

診断がついたらどうする？

- 尋常性白斑には，甲状腺疾患などの自己免疫疾患が合併することがあるので，スクリーニング検査を行う。特に，メラノサイトが外胚葉由来であることから，小児では神経皮膚症候群が背景にないか注意する。

専門医への紹介のタイミング

- 尋常性白斑の治療は紫外線療法が主体となる(図3)。そのため，紫外線治療器を利用できる施設を紹介する。また，小児で神経皮膚症候群を疑う場合，完全脱色素斑か不完全か診断に迷う場合，脱色素斑が広範囲の場合は専門医療機関を紹介する。

鑑別すべき脱色素斑と鑑別点

■炎症後脱色素斑(図4)

- 後天性の脱色素斑で最も頻度が高い。湿疹・日光皮膚炎・外傷・膿痂疹などの炎症性皮膚疾患の治癒後に生じる。
- 通常は不完全脱色素斑であるため，完全に色素が抜けているかどうかよく観察する。また，先行病変がないかどうか確認する。

■先天性脱色素性母斑(図5)

- 不完全脱色素斑の典型例。周囲はリアス式海岸のごとくギザギザに脱色素斑が分布する。
- 先天性であるが，不完全脱色素斑であるがゆえに，生後1～2年して両親に気づかれることもある。生直後に認めない場合でも先天性脱色素性母斑は不完全脱色素斑の鑑別診断に入る。

■乳房外 Paget 病(図6)

- 稀ではあるが，腫瘍性の脱色素斑も存在する。
- 外陰部に境界不明瞭な紅斑局面を認め，一部に不完全脱色素斑を認める。表皮内に腫瘍細胞が増殖することで,正常のメラノサイトが減少するためと考えられている。
- 病理検査で確定診断する。

■結節性硬化症の葉状白斑(図7)

- メラノサイトは神経細胞と同様に外胚葉由来である。そのため，先天性のメラノサイトの異常には神経の発達異常も合併しうる。hypomelanosis of Itoh がその代表例である。
- 結節性硬化症は，てんかんや精神発達遅滞，自閉症などの行動異常や，上顔面の血管線維腫などの過誤腫を全身に生じる疾患。
- 結節性硬化症は葉状白斑と呼ばれる脱色素斑を合併。
- 幼児で脱色素斑をみたら，神経皮膚症候群を鑑別診断に挙げる必要がある。

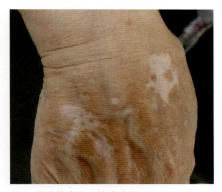

図3 尋常性白斑の治癒過程
紫外線療法による治療中の右手背の尋常性白斑。周囲からの色素新生だけではなく，毛孔一致性に色素新生が認められる。

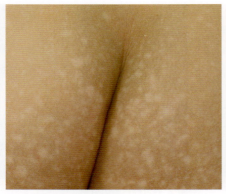

図4 臀部の炎症後脱色素斑
伝染性膿痂疹の治癒後に不完全脱色素斑を生じた。

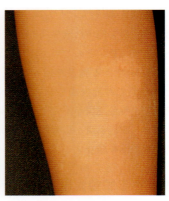

図5 先天性の脱色素性母斑

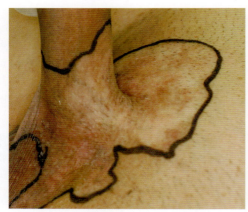

図6 乳房外 Paget 病
外陰部に境界不明瞭な紅斑局面を認め，一部に不完全脱色素斑を認める。油性ペンのラインは病変部位の境界部をマーキングしている。

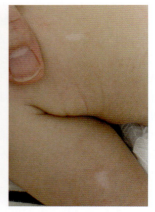

図7 結節性硬化症の葉状白斑

アドバイス

・脱色素斑の鑑別診断は尋常性白斑だけではなく，意外にも多岐にわたる。
・脱色素斑の鑑別が必要であり，先天性か後天性か，完全脱色素斑か不完全脱色素斑かで鑑別を進め，正確な診断にたどり着いてほしい。
・迷う場合には皮膚科医に紹介することを検討する。

（谷岡未樹）

肝斑と後天性真皮メラノサイトーシス

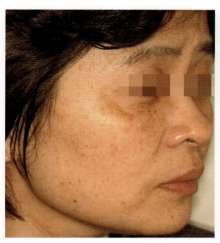

図1 肝斑

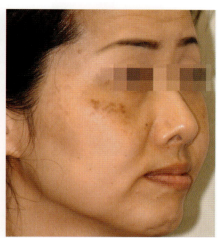

図2 ADM

なぜひと目で診断できるか？
- 肝斑は，頬骨突出部を中心に，必ず"連続した"色素斑として現れる（図1）。
- 後天性真皮メラノサイトーシス(acquired dermal melanocytosis；ADM)は，頬骨突出部を中心に，必ず"ばらばらの"ボタン雪状色素斑として現れる（図2）。
- この部位に，散在性老人斑が現れる場合もあるが，病変が連続していないこと，そして顔の他の部位にもランダムに分布することから，鑑別できる（図3）。

参考になる皮膚所見
- 肝斑は，頬骨突出部に好発するが，加えて上口唇・眼窩縁・前額などの下床が硬い部位にみられることがある。
- ADMは，頬骨突出部に好発するが，加えて下眼瞼・鼻根部・鼻翼部・前額外側部にみられることがある。

診断がついたらどうする？
- この3種類のシミ病変は，各種治療に対する反応性が全く異なる（表1）。
- 診断を間違えて誤った治療を選択すると大変なことになるので，診断に自信がなけ

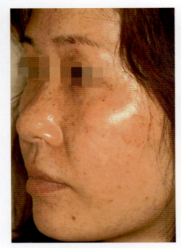

図3 老人斑

表1 治療法の選択

シミの種類	保存的治療	ロングパルスレーザー，IPL	Qスイッチ・ピコ秒レーザー
肝斑	有効	悪化	悪化
老人斑・雀卵斑	無効	有効	著効
ADM	無効	無効	著効

ればベテラン専門医にコンサルトしたほうがよい。
・診断がつき，必要機材が手元にあれば，治療を開始する。詳細は専門書を参照[1]。

治療のコツと落とし穴

・肝斑には，あらゆるレーザー・光治療が禁忌である。保存的治療(トラネキサム酸内服，遮光・こすらない生活指導など)がよい。
・ADMには，Qスイッチレーザーまたはピコ秒レーザーの高フルエンス照射の効果が高い。ただし，10日程度のダウンタイムを要し，その後も一時的に色素沈着などが起こりうる。
・ロングパルスレーザーや光治療(intense pulsed light；IPL)は，老人斑・雀卵斑には若干有効だが，その効果は限定的である。ADMには効果はない。

アドバイス

・各種シミは，診断を確定して最適の治療を施せば非常にきれいになるので患者に喜んでもらえる。ただし，それには正確な診断技術が必須である。また，同一患者に複数の種類の病変が重なっている場合には，治療の組み立てに工夫を要する。

文献

1) 葛西健一郎：シミの治療 このシミをどう治す？ 第2版．文光堂，2015

(葛西健一郎)

眼瞼黄色腫

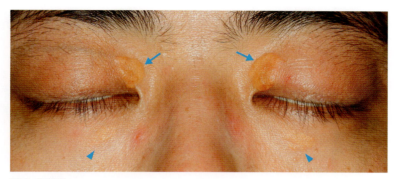

図1 典型像
上眼瞼(→),下眼瞼(▶)に黄色腫がみられる。

なぜひと目で診断できるか？
- 境界明瞭な黄白色の斑あるいは扁平隆起性局面(図1)。
- 両上眼瞼の内側，時に下眼瞼に左右対称性に生じる。
- 瘙痒，疼痛といった自覚症状を伴わない。

診断がついたらどうする？
- 約半数の症例で高コレステロール血症を認めるため，血中脂質異常の有無をチェック。
- 若年者に発症した場合は家族性高コレステロール血症に伴う眼瞼黄色腫の可能性を考える。

アドバイス
- 高コレステロール血症に伴う眼瞼黄色腫の場合は，結節性黄色腫，腱黄色腫，手掌線条黄色腫，びまん性扁平黄色腫を伴う場合があるので，肘部，アキレス腱部，手掌を含めた全身皮膚の視診も行う。
- 血中コレステロール値が高値であると，眼瞼黄色腫の出現範囲が広い傾向にある。

(中野　創)

11. 代謝異常症

亜鉛欠乏症

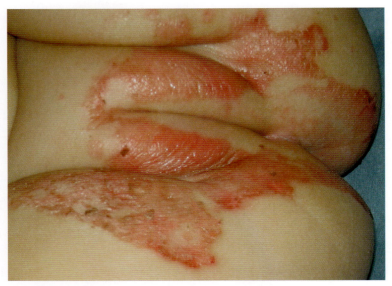

図1 典型像
外陰部，鼠径部，肛囲，大腿基部に及ぶ湿潤性紅斑。

なぜひと目で診断できるか？

- 先天性亜鉛欠乏症である腸性肢端皮膚炎（常染色体劣性遺伝，原因遺伝子 *SLC39A4*）の初発例では眼囲，口囲，鼻孔，外陰部，肛囲の開口部および四肢末端に滲出性紅斑が生じる（図1）。
- 急性期には，紅斑に紅色小丘疹，小水疱を伴い，経過とともに痂皮を付着するびらんとなる。

参考になる皮膚所見

- びまん性脱毛はほぼ必発である。
- 爪甲変形がみられることがある。

発疹の診断で留意すべきこと

- 先天性の低亜鉛母乳が原因となる一過性新生児亜鉛欠乏症（常染色体優性遺伝，原

因遺伝子 *SLC30A2*)も腸性肢端皮膚炎と全く同じ皮疹を生じるので，皮膚症状のみで両者を区別することはできない。前者は離乳すると症状が改善する。
- ブドウ球菌性熱傷様皮膚症候群も口囲などに類似の皮疹を生じるが，本症は発熱を伴い，Nikolsky現象(皮膚を擦過すると容易にびらんを生じる)陽性である。
- 外陰部皮膚カンジダ症も類似の皮疹を生じるが，腸性肢端皮膚炎外陰部でもカンジダが検出されることがあるので，注意を要する。

診断がついたらどうする？

- 亜鉛補充療法を開始する。皮疹は劇的に改善する。
- 腸性肢端皮膚炎が疑われた場合は遺伝子診断で *SLC39A4* の変異を確認しておいたほうがよい。次子を妊娠しても出生後ただちに臍帯血などを用いて罹患者かどうかを判定できる。

アドバイス

- 亜鉛補充療法が生涯必要なことを罹患者および保護者に理解してもらう必要がある。
- Kawamura らの研究により，亜鉛欠乏マウスでは一次刺激性接触皮膚炎への感受性が高まっていることが明らかにされた。したがって，ヒトの腸性肢端皮膚炎でみられる口囲，肢端，肛囲といった限局した場所に生じる皮疹の発症には，刺激因子として食事，化学物質，尿尿などが関与すると推定される。
- *SLC39A4* および *SLC30A2* いずれの遺伝子診断も弘前大学皮膚科で行っている(詳細は http://www.med.hirosaki-u.ac.jp/~derma/gene_medicine 参照)。

文献

1) Kawamura T, et al: Severe dermatitis with loss of epidermal Langerhans cells in human and mouse zinc deficiency. J Clin Invest 122: 722-732, 2012

(中野　創)

酒皶

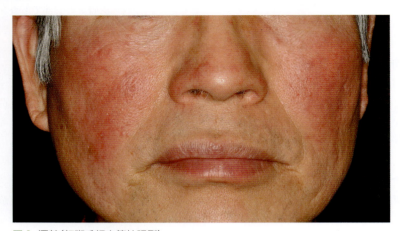

図1 酒皶（紅斑毛細血管拡張型）
潮紅・紅斑と少数の丘疹が頬部と鼻部を中心に広がっている。

なぜひと目で診断できるか？

- 酒皶は，顔面の紅斑，特に頬部や鼻部，前額部を中心として顔面の皮膚が赤くなる，いわゆる"赤ら顔"を特徴とした疾患。
- 不規則な毛細血管の拡張による紅斑（紅斑毛細血管拡張型酒皶）を背景として，症状の増悪に伴ってニキビ（→126頁）に似た丘疹（ブツブツ）や膿疱（丘疹膿疱型酒皶）を生じる（図1）。

参考になる皮膚所見・症候

- 寒暖差や日光照射などの外界環境変化による火照り・顔面の潮紅の悪化を訴える。あらゆる香粧品が肌に合わないという敏感肌を訴えることも多い。
- ダーモスコピーでは，頬部や鼻部に不規則な毛細血管の拡張や脂腺性毛包周囲を取り囲む多角

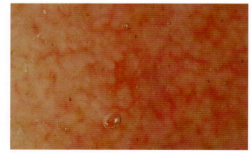

図2 ダーモスコピー所見
不規則な毛細血管の拡張と脂腺性毛包周囲を取り囲む多角形の毛細血管拡張が観察される。

形の毛細血管拡張が特徴的(図2)。

発疹の診断で留意すべきこと
- 酒皶皮疹形成過程には面皰は関与しない。面皰の存在は痤瘡による丘疹・膿疱を示唆する。

診断がついたらどうする？
- 寒暖差や日光照射などの外界環境変化や，飲酒や香辛料の効いた食べ物を摂取することによる顔面血流の変化に伴う自覚症状の悪化を回避する方法を検討する。環境遮断や食事制限をすることが目的ではなく，患者自身が増悪因子を自覚し，その対処方法を理解することを目的とする。
- ステロイド外用薬やタクロリムス外用薬で増悪している場合には中止する。
- 丘疹・膿疱症状には，メトロニダゾール外用薬(保外，ロゼックス®開発中)や2〜3か月のテトラサイクリン系内服薬服用(保外)が効果的である。テトラサイクリン系内服薬は，抗菌作用用量の1/2〜1/4の量で，大多数の患者は十分に効果がある。
- 毛細血管拡張に対するエビデンスの高い治療薬剤は血管収縮作用をもつ外用薬であるが，日本では承認・導入されていない。保湿や遮光などのスキンケアと増悪因子の回避を主体に行い，数年をかけて鎮静化させる。
- 不規則な毛細血管拡張症状には色素レーザーやIPL(intense pulse light)が有効であるが，ダウンタイムや再発の可能性などについて十分に説明し理解を得ることと，保険適用の有無について患者の了解後に治療を始めることが望ましい。

治療のコツと落とし穴
- アレルギー性接触皮膚炎や花粉皮膚炎・花粉症などのアレルギー性皮膚疾患を酒皶に合併する患者が多い。
- 顔面の皮膚症状の増悪因子の聞き取りでアレルギー要素がありそうな場合には，皮膚科医へ紹介し，貼布試験やアレルギー検査を依頼する。

アドバイス
- アトピー性皮膚炎や接触皮膚炎(かぶれ)など"赤ら顔"を呈する疾患はいくつかあるが，顔だけに皮疹が限局する場合には，酒皶の可能性を考えておくとよい。
- ステロイド外用薬によって悪化する。不十分な診断での安易な"とりあえずステロイド処方"による医原性の酒皶増悪も稀ではない。

(山崎研志)

ニキビ（尋常性痤瘡）

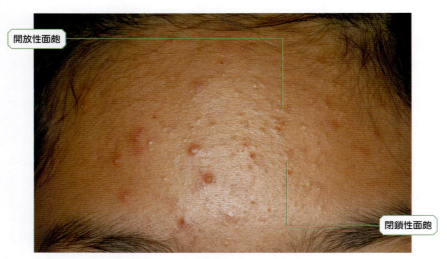

図1　典型疹
顔面に毛包一致性の丘疹・膿疱・面皰が混在している。

なぜひと目で診断できるか？

- 毛包一致性丘疹・膿疱に加え，面皰が混在している(図1)。
- 面皰は痤瘡の原発疹であり，閉鎖性面皰と開放性面皰がある。
- 思春期に好発する。女性では思春期後に発症，あるいは，思春期後まで継続することがあり，思春期後痤瘡と呼ぶ。
- 好発部位は顔面だが，脂腺性毛包の分布する前胸部，上背部などにも生じる。
- 炎症が強いと，囊腫や硬結となることがある。
- 炎症軽快後に炎症後紅斑，炎症後色素沈着となることがある。
- 萎縮性瘢痕や肥厚性瘢痕，ケロイドになることがある。

参考になる皮膚所見

- 小学生などのごく初期の症状は，額の面皰から始まる(図2)。
- 成人女性で多毛や口ひげなどがみられる場合には，月経不順の有無を確認し，3か月以上の無月経がある場合には，多囊胞性卵巣症候群を疑い，産婦人科を受診させる。

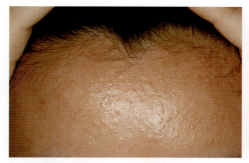
図2 若年者の額に生じた面皰が主体の座瘡

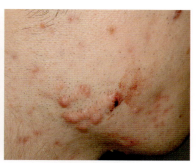
図3 下顎の座瘡瘢痕

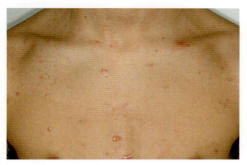
図4 前胸部の座瘡瘢痕

・下顎(図3)や前胸部(図4)は瘢痕になりやすい。

発疹の診断で留意すべきこと

・毛包一致性の丘疹，膿疱。
・面皰が混在している。
・眼瞼は脂腺がないので座瘡はできない。

鑑別診断

■毛包炎
・毛包一致性の膿疱と丘疹。時に多発することがある。面皰を伴わない。単なる毛包の感染症で，抗菌薬の外用・内服で治癒する。

■酒皶
・いわゆる赤ら顔だが，毛包一致性の丘疹や膿疱を伴うタイプがある。座瘡と異なり，面皰がない。また，頬などに紅斑や毛細血管拡張を伴う。

■尋常性毛瘡
- 男性の口髭部にできる毛包一致性の膿疱。抗菌薬内服や外用で軽快する。面皰を伴わない。

■好酸球性膿疱性毛包炎（太藤病）
- 毛包一致性膿疱からなり，浮腫性の紅斑を伴うことがある。瘙痒が強い。面皰を伴わない。

■マラセチア毛包炎
- 毛包内にマラセチアが増殖することで生じる。毛包一致性丘疹からなる。面皰は伴わない。アトピー性皮膚炎などでステロイドを外用している部位に生じることが多い。

■化膿性汗腺炎
- 顔面に集簇性痤瘡とすべき，重症の痤瘡の症状を伴う場合には，化膿性汗腺炎の可能性を考え，腋窩や臀部に囊腫が多発していないかを確認する。

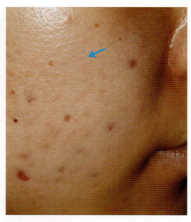

図5 微小瘢痕
直径 0.5〜2 mm 大の萎縮性瘢痕。

診断がついたらどうする？
- ガイドライン[1]に沿って治療を開始する。
- 急性炎症期には，配合薬や併用療法を用いて，早期から積極的に治療する。
- 急性炎症期の具体的な治療としては，アダパレンや過酸化ベンゾイルのような面皰に有効な治療をベースとして，炎症性皮疹に対して過酸化ベンゾイル製剤や内服・外用抗菌薬を併用する。
- 急性炎症期の治療で炎症が軽快したら，維持療法に移行して，治療を継続する。
- 維持期には，アダパレンと過酸化ベンゾイルのいずれか，あるいは2つの配合薬を使用する。

治療のコツと落とし穴
- 直径 0.5〜2 mm の小さな萎縮性瘢痕を微小瘢痕（mini-scar）と呼ぶ（図5）。下限は開大した毛包と区別するため設定されている。mini-scar でも患者はとても気にしていて，大きな萎縮性瘢痕と同様に QOL が障害されている。
- 軽症であっても瘢痕を残すことがある。
- 萎縮性瘢痕や肥厚性瘢痕を完治させるのは困難なため，瘢痕を作らないように軽症であっても早期から積極的な治療を行う。
- スキンケア用品は，ノンコメドジェニックなものを使用する。

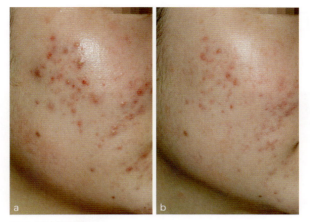

図6 炎症後紅斑
(a)治療開始前，(b)治療開始2か月後。

- 洗顔は1日2回，洗顔料を用いて行う。
- 現時点では，食事の痤瘡への影響は明確にはなっておらず，不必要な食事制限はしない。

アドバイス

- アダパレンやその配合薬による局所の刺激症状を軽減し，脱落例を減らすために，ノンコメドジェニックな保湿薬の併用を勧める。
- 保湿が痤瘡の治療と誤解している患者もいるため，保湿は痤瘡の治療を目的としていないことを患者に説明しておく必要がある。
- 炎症性皮疹（丘疹，膿疱）が改善しても，しばらくは炎症後紅斑が残る（図6a, b）ため，患者の自覚症状は改善しない。
- 炎症後紅斑が残っていても，膿疱の消失や丘疹の平坦化について説明して，改善を自覚させることが重要。
- 炎症後紅斑は炎症が再発しないように維持療法を継続していれば自然治癒する。

文献

1) 林伸和, 他：尋常性痤瘡治療ガイドライン2017．日皮会誌 127：1261-1302, 2017

（林　伸和）

12. 付属器疾患

ステロイド痤瘡

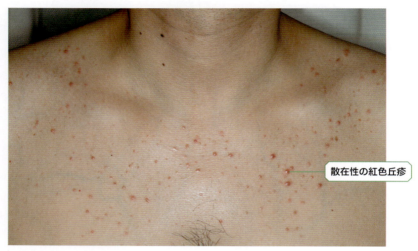

散在性の紅色丘疹

図1 典型像

なぜひと目で診断できるか？

- 比較的小型の均質な紅色丘疹が前胸部や背部，上腕外側などの脂漏部位に散在性に多発(図1)。
- 自覚症状はない。
- 時に小型の膿疱を混じることがある。
- 囊腫や結節などの強い炎症を生じることはない。
- 瘢痕を形成することは稀。
- 初期には面皰は明確ではない。
- 年齢にかかわらず生じる。

発疹の診断で留意すべきこと

- 薬剤誘発性痤瘡の1つである。
- 中等量以上のステロイド内服療法の開始後1〜2週間で突然生じる。
- 少量のステロイド内服療法では，3〜6週後に生じる。
- ステロイド外用薬で生じることは稀。
- 細菌感染に伴う多発性毛包炎では，膿疱が主体となるため，臨床的に鑑別可能。

- ステロイド外用で誘発された毛包一致性の皮疹では，マラセチア毛包炎が鑑別となる。鏡検によりマラセチアを確認することがあるので，皮膚科医にコンサルトすることが望ましい。
- 骨髄移植後の患者に生じる毛包一致性の丘疹として，好酸球性膿疱性毛包炎(→97頁)がある。臨床的には皮疹の分布と瘙痒の有無が1つの鑑別になるが，好酸球性膿疱性毛包炎を疑う場合には皮膚生検を行う必要がある。

診断がついたらどうする？

- 基本的に瘢痕を残すことはなく，またステロイド内服の減量やステロイド外用の中止で軽快する。
- ステロイド痤瘡に対する積極的な治療は困難であり，また一般的には不要である。
- ステロイドの長期投与が避けられず，治療が必要な状況では，テトラサイクリン系抗菌薬(ミノサイクリン，ドキシサイクリン)の内服やアダパレンの外用を考慮してもよい。
- 抗菌薬外用は無効とされている。

治療のコツと落とし穴

- 上皮増殖因子受容体チロシンキナーゼ阻害薬などによる痤瘡様皮疹とは発症機序が異なるため，ステロイド外用で対処してはいけない。
- 保湿による改善は望めない。
- 入浴や洗髪に制限はない。皮膚を清潔に保って二次的な感染を防ぐと同時に，余分な皮脂を洗い流すために，入浴して洗浄料を使って洗うことが望ましい。
- 食事の制限などによる改善は望めない。

アドバイス

- ステロイド痤瘡は，薬剤歴に加えて皮疹の分布や性状から臨床的に診断する。
- 診断が不安な場合は，早期に皮膚科医にコンサルトすることが望ましい。
- ステロイドの副作用の1つではあるが，瘢痕を残さずにステロイド減量で自然軽快するため，ステロイド痤瘡のためにステロイド減量を急ぐ必要はない。
- 患者が自己判断でステロイドを中止したり減量したりしないために，もともとの疾患に対するステロイドの必要性について，十分なインフォームドコンセントを取っておく必要がある。

(林　伸和)

円形脱毛症

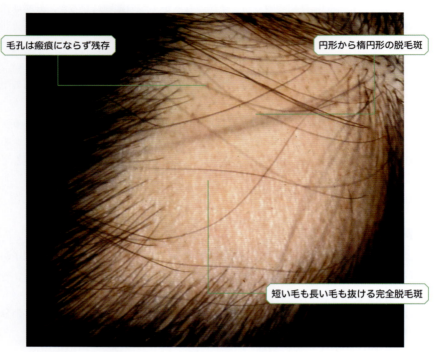

図1 典型像

（画像内ラベル：毛孔は瘢痕にならず残存／円形から楕円形の脱毛斑／短い毛も長い毛も抜ける完全脱毛斑）

なぜひと目で診断できるか？
- 特徴的な円形の脱毛斑。
- 短い毛も長い毛も脱毛している完全脱毛斑。
- 頭部の別の場所に同様の脱毛斑が多発している場合がある。

参考になる皮膚所見
- 爪が点状陥凹していることがある。
- 頭のみでなく，眉毛，睫毛，須毛，体毛が脱毛していることがある。
- アトピー性皮膚炎に合併していることもあり，顔，肘窩，膝窩などに紅斑がないか観察する。

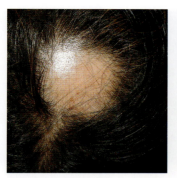

図2 円形脱毛斑周辺部より自然に幼毛が出現して軽快している

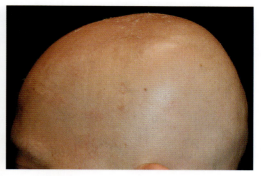

図3 全頭型脱毛症
全頭部の脱毛がみられる。

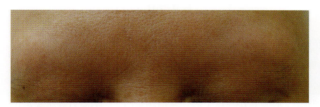

図4 汎発型脱毛症
眉毛も脱毛している。

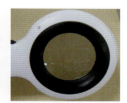

図5 ダーモスコープ
皮膚表面の乱反射を防ぎ、皮疹を拡大し観察する。

発疹の診断で留意すべきこと

- 単発の円形脱毛症の場合，無治療で自然に発毛し，治癒していくことが多い(図2)。
- 頭部に多発し，拡大し，融合すると全頭部の脱毛になる全頭型脱毛症に発展する場合がある(図3)。
- 眉毛，睫毛，体毛なども脱毛する汎発型脱毛症に発展する場合がある(図4)。
- ダーモスコープという拡大し観察する器具を用いたダーモスコピーが診断の一助となる(図5)。ダーモスコピーでは黄点(yellow dot)，黒点(black dot)，tapering hair などの所見がみられる(図6)。

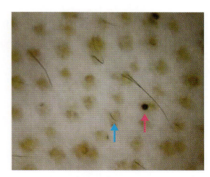

図6 円形脱毛症のダーモスコピー像
黄点などが観察される。黒点(→)，tapering hair(→)。

円形脱毛症

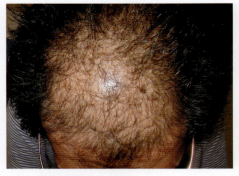

図7 男性型脱毛症

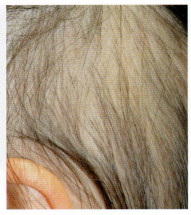

図8 トリコチロマニア

診断がついたらどうする？

- 甲状腺機能異常症や膠原病の合併の有無を調べるために，必要であれば採血検査を行う．
- 病歴6か月以内の急性期か，病歴6か月以上の慢性期か判断し，治療方針を決定．
- 脱毛斑周囲の毛が抜けるか引っ張って確認し，脱毛斑が拡大している活動期かどうか確認する．
- 多発している場合は，脱毛斑の総面積の頭部に占める割合(25％未満か，25〜50％か，50〜75％か，75％以上か)により重症度判定をし，治療方針を決定する．
- 急性期で脱毛が激しい場合や脱毛面積が25％以上の重症の場合は皮膚科医に紹介．

鑑別すべき脱毛症と鑑別点

■男性型脱毛症(図7)
- 前頭部や頭頂部に好発．側頭部，後頭部には生じにくい．細い薄い毛になる軟毛化が観察される．

■トリコチロマニア(図8)
- 自分で頭髪を引き抜いてしまうため生じる．長い毛は自分で抜けるものの，短い毛は抜きにくいため，利き手側の側頭部に短い毛のみ残る不完全脱毛斑を生じることが多い．

■ Celsus 禿瘡(図9)
- 頭部の白癬にステロイド外用薬などの誤用により真皮の炎症が起き，膿疱や膿瘍が出現する．イヌやネコから *M. canis* などが感染することで生じることが多い．ペット飼育歴を聴取し，膿疱，膿瘍があること，瘢痕性脱毛を示すことが鑑別点になる．

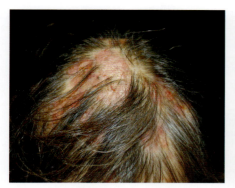

図 9 Celsus 禿瘡

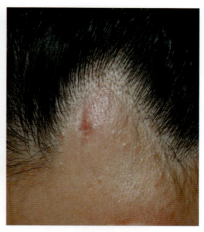

図 10 先天性三角形脱毛症

■ **先天性三角形脱毛症**(図 10)
- 前頭部または側頭部に生じる三角形の不完全脱毛斑。幼少時に発症。円形脱毛症との鑑別点は不完全脱毛斑であり，ダーモスコピーで軟毛が観察される点，自然治癒しない点が挙げられる。

アドバイス

- 典型的な単発の円形脱毛症の場合は，自然治癒することが多いが，急激に脱毛斑が拡大したり，多発する場合は，他疾患との鑑別や強力な治療が必要であることも多く，皮膚科医への紹介が望ましい。
- 脱毛症の場合，順調に推移しても頭髪は1か月に1〜2 cm しか伸びず，剛毛が生えそろうまで半年〜1年かかることが多い。最初の診察時に，長期の治療が必要であることを患者にわかりやすく説明することが大切。

(中村元信)

男性型脱毛症

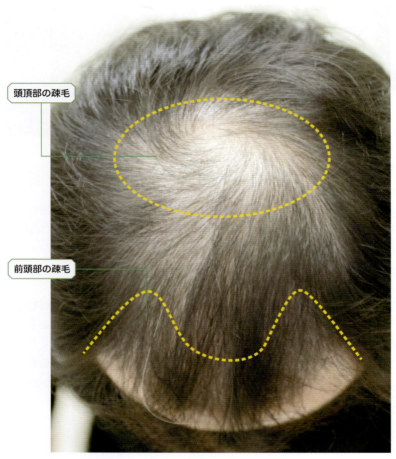

図1 典型像
42歳，男性。

なぜひと目で診断できるか？

- 男性型脱毛症では頭頂部と前頭部にパターン的に疎毛が出現する(図1)。
- 早期例では頭頂部にしか疎毛がみられないこと(図2)や前頭(特に角額)にしか疎毛がみられないこともある(図3)。

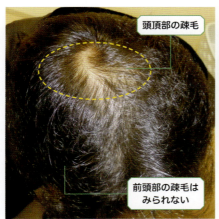

図2 早期例
40歳，男性。頭頂部の疎毛。

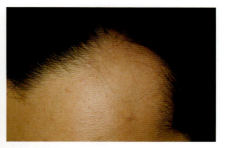

図3 早期例
24歳，男性。角額のみの疎毛。

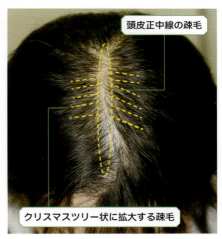

図4 女性型脱毛症
43歳，女性。

- 女性型脱毛症（女性に生じた男性型脱毛症）では頭皮正中線に沿って疎毛が始まり，ついでクリスマスツリー状に疎毛が拡大（図4）。

発疹の診断で留意すべきこと

- 男性型脱毛症ではそれだけで紅斑や鱗屑など炎症性病変を生じることはないので，それらがあれば脂漏性皮膚炎など炎症性皮膚疾患の合併を考える。
- 男性型脱毛症だけでは切れ毛は生じないので，切れ毛があれば円形脱毛症を中心にした鑑別を行う。
- 男性型および女性型脱毛症は進行が緩徐である。もし急性の進行があれば円形脱毛症など他の脱毛症である可能性が高い。

診断がついたらどうする？

- 男性に生じた男性型脱毛症ではフィナステリド，デュタステリド内服薬，もしくは，ミノキシジルローション（5%）を用いる。
- 脂漏性皮膚炎を合併している場合はステロイドローションやケトコナゾールロー

ションを併用。
・女性型脱毛症ではミノキシジルローション（1％）を用いる。

治療のコツと落とし穴

・治療効果の発現はゆっくりとしか起こらないので，患者には最初にそのことを十分に理解させることが重要．抜け毛の減少が2～3か月，見かけ上の変化には6か月～1年は要する．
・フィナステリド，デュタステリド内服中は前立腺癌のスクリーニングに使われるPSA値を2倍に換算しなければならない．

アドバイス

・男性型脱毛症は脱毛部位のパターンで診断は比較的容易であると思われがちであるが，前述のように他の脱毛症との慎重な鑑別を要する症例も時に経験される．
・治療開始後，予想外の経過を認めた場合は皮膚科医への紹介を躊躇するべきではない．

（乾　重樹）

陥入爪・巻き爪

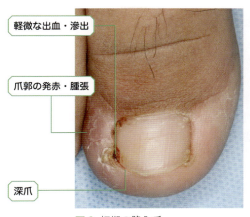

- 軽微な出血・滲出
- 爪郭の発赤・腫脹
- 深爪

図1 初期の陥入爪

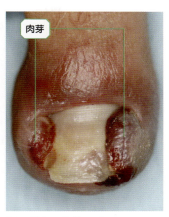

- 肉芽

図2 進行した陥入爪

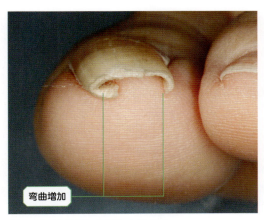

- 弯曲増加

図3 爪甲側縁部に限局した巻き爪

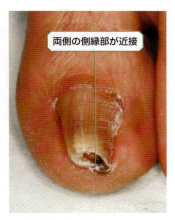

- 両側の側縁部が近接

図4 高度な巻き爪

なぜひと目で診断できるか？

- 陥入爪・巻き爪は，いずれも爪甲側縁部が爪郭に喰い込んでいる。
- 陥入爪では疼痛があり，しばしば爪郭の発赤・腫脹や肉芽形成を伴う。
- 巻き爪では爪甲の横方向の弯曲が増強している。
- 巻き爪では疼痛や爪郭の炎症症状を伴うとは限らない。

- 深爪していれば巻き爪の有無にかかわらず，陥入爪症状，すなわち爪郭の疼痛，炎症を引き起こしやすい。
- 圧倒的に母趾に多い。

発疹の診断で留意すべきこと
- 若年者では，深爪，先端が窮屈な靴の着用，革靴を履いての運動など誘因が存在することが多い。
- 深爪している場合には，趾尖部から爪の全幅を目視できないため，巻き爪の有無や程度がわかりにくい。
- 肉芽の増生が顕著な場合には，悪性腫瘍などと間違われることがある。
- 脊椎疾患，末梢神経障害，末梢動脈疾患などでも足趾の疼痛や爪郭部の潰瘍形成をきたすことがあるので，基礎疾患の有無に注意する。

診断がついたらどうする？
- 症状の軽い場合には爪の切り方，テーピング，コットンパッキングなど患者自身で実施できる方法を指導する。
- 巻き爪は自覚症状がなければ治療の必要はない。
- 巻き爪で陥入爪症状を伴う場合には，ワイヤーやプレート，クリップなどでできた矯正具を装着して過弯曲を改善する。
- 肉芽形成が高度な場合には，フェノール法などの外科的治療も考慮する。
- 肉芽を形成し，数か月治癒しない場合には，巻き爪矯正や陥入爪手術など専門的治療が実施できる施設への紹介を考慮する。

アドバイス
- 陥入爪，巻き爪の2つの用語はしばしば区別せずに使用される。しかし，厳密には，陥入爪は爪甲辺縁が皮膚に喰い込んで，痛みや炎症など臨床症状を来したもので，巻き爪は横方向の弯曲が増加した爪の形態を示す用語である。
- 高度の弯曲をきたした巻き爪でも必ずしも陥入爪症状を伴うとは限らない。

(田村敦志)

13. 母斑・母斑症

青色母斑

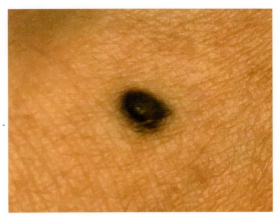

図1 手甲の典型像
47歳　女性。

なぜひと目で診断できるか？

- 鮮明ないし暗青色を呈する5〜7 mmの隆起を特徴とする(図1)。
- 半球状ないしドーム状を呈する。
- 表面は滑らかで周囲の皮膚への滲み出しもなく，周囲との境界は明瞭である。
- 生下時からではなく幼小児期に出現することが多い。
- 好発部位は手背，足背である。
- 統計学的に女性では男性の2倍の頻度で出現するとされるが，これは美容的観点から女性での受診が多いためではないかと考えられる。

発疹の診断で留意すべきこと

- 真皮内メラノサイトの存在によるもので，メラニンは表面からみた場合，皮膚表層に近い場所に存在するときは茶色を呈し，真皮深層に向かうにつれ黒色から青色へと変化していく。蒙古斑や太田母斑と色調は類似するが，青色母斑では，メラノサイトが増殖しているため隆起性を呈する。
- 患者は母斑細胞母斑(ホクロ)や悪性黒色腫を疑って来院することが多い。小児の場合は隆起も明らかではなく，手に鉛筆を刺した痕などの外傷性刺青と思って来院す

こともある。これらの鑑別診断にはダーモスコピーが有用である。たとえば，母斑細胞母斑では表皮・真皮内にメラニンやメラノサイトが増加して網目構造や点状構造としてみることが多いが，青色母斑では真皮内のみに病変が存在するため，表皮を透過して白いベールがかかったような**均一の青色調**を呈する。悪性黒色腫でも一

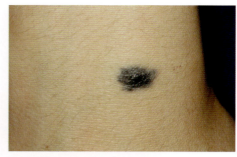

図2 色素の滲み出しがある例

部で青色を呈するが，この場合均一ではなく，濃淡不同であることが大半である。
- 稀に青色母斑が悪性化することがあるが，この場合の部位は頭部が多く，内部に壊死所見がみられる場合などは注意が必要。

診断がついたらどうする？

- 青色母斑は悪性ではなく，大きさも最大でも1cmぐらいであり，特に手背や足背にある場合は放置して問題はない。
- 気になる場合や周囲に色素の滲みだしがある場合(図2)は外科的に切除する。大きさが小さい場合やケロイド体質などがない場合はCO_2レーザーや高周波電磁波(radiofrequency；RF)による焼灼治療も勧められる。
- 部位が頭部の場合で，灰色・淡青白色を混じて不整な色調を呈する場合は悪性青色母斑の可能性も考えて広範囲切除を行ったほうがよい。

アドバイス

- 青色母斑は手背，足背という好発部位，特徴的な青色，表面平滑な隆起性病変という点を押さえれば容易に診断がつく。時に悪性黒色腫との鑑別などが問題となるが，ダーモスコピーで表皮を透過した結果による均一の青色調が確認されれば悪性黒色腫は否定的である。
- 治療は患者の希望によって外科的切除やレーザー焼灼などを行う。病理診断によって確定診断を行う。

(尾見徳弥)

太田母斑

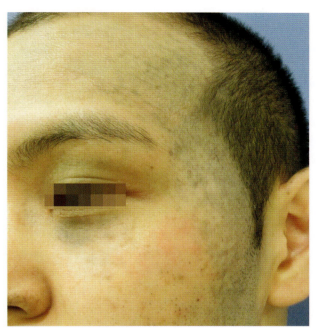

図1 顔面の典型像
29歳,男性。

なぜひと目で診断できるか？

- 三叉神経の第1枝,第2枝支配領域に一致して褐色から灰白色,青色の色素斑を認める(図1)。
- 色素斑は一様ではなく,数mmの色素斑が集簇して成り立っている場合も多い。
- 色素斑は額,眼窩周辺,頰,鼻,耳および眼球結膜にもみられることがある。
- 隆起を伴うことはない。
- 半数の症例は生下時ないし2歳ごろまでに出現し,残りは思春期ごろに出現することが多い。

発疹の診断で留意すべきこと

- 真皮上層の真皮内メラノサイトのメラニン増加に伴う病変である。

- 思春期ごろに一番明らかとなり，高齢に伴って色素が薄くなることがしばしばみられる。
- 両側性の頬骨部から頬部にかけて太田母斑と同様の色調の点状色素斑が集簇してみられる場合があり，後天性両側性太田母斑とよばれ，30歳以降の中年期に発症。

診断がついたらどうする？

- 従来はドライアイス圧抵療法（凍結療法）などの処置が行われていたが，瘢痕を形成することが多く，また炎症後色素沈着症をきたしやすいことが問題であった。このほか化粧によるカバーや皮膚移植も行われていたが，思春期に目立つという太田母斑の特質から考えてとても満足できるものではなかった。

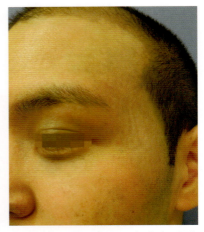

図2 Qスイッチルビーレーザー治療5回後

- 1990年代に発達したレーザー治療によって，太田母斑は極めて良好な治療効果を得ることができるようになった（図2）。現在では太田母斑のレーザー治療は健康保険適用となっている。

治療のコツと落とし穴

- レーザー治療で高い効果を得られるといっても，1回の治療で改善するわけではなく，少なくとも5回程度の治療は必要である。また，幼小児期から治療を行ったほうが成人になってからの治療よりも効果を得やすい。
- 後天性両側性太田母斑は，時に臨床的に肝斑との鑑別診断が困難であり，肝斑に対してレーザー照射を行った場合，肝斑は逆に悪化する場合も多い。

アドバイス

- 太田母斑の診断はその特徴的部位，色調から容易。治療もレーザー機器の進歩に伴っていわゆる"一生苦しまなくてはならない顔のあざ"ではなくなってきている。
- 一方で，レーザーの機器の選択，出力の設定には未だ注意を要する点もあり，肝斑など他の疾患にレーザー照射を行った場合，かえって悪化する場合もみられる。
- 診断後の治療にあたっては，レーザー治療に習熟した皮膚科医や形成外科医に紹介したほうが的確な治療を行えると考えられる。

（尾見徳弥）

脂腺母斑

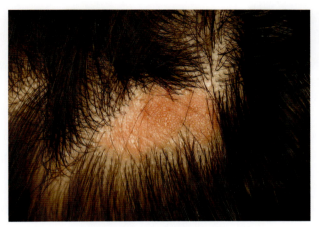

図1 黄褐色で丘疹状から乳頭状の脱毛局面（第2期）

なぜひと目で診断できるか？

- 生下時より頭皮や顔面に好発し，特に頭皮に多い。
- 黄色調から橙赤色の若干隆起した指頭大程度の局面（図2）。
- 自然消褪傾向はなく，頭皮では永久脱毛局面となる。
- 加齢とともに徐々に隆起する。
- 思春期以降は隆起が増強し，黄褐色調で丘疹状，乳頭状，あるいは疣状となる（図1，3）。

参考になる皮膚所見

- 二次性腫瘍として，乳頭状汗管嚢胞腺腫，外毛根鞘腫，脂腺腫などの良性腫瘍や，稀に基底細胞癌などの悪性腫瘍が生じることがある。
- 頭皮以外に顔面にも生じる（図3）。
- 病期があり，第1期は生下時あるいは小児早期の病変出現時から思春期まで（図2），第2期は思春期から二次性腫瘍発生まで（図1，3），第3期は腫瘍発生以降[1]。

診断がついたらどうする？

- 乳幼児では経過観察でよい。病変より二次性腫瘍が生じる可能性を説明し，急速な

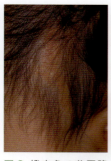
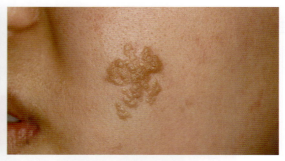

図2 橙赤色の若干隆起した脱毛局面(第1期)　図3 顔面の黄褐色丘疹状局面(第2期)

隆起や増殖があれば皮膚科受診を勧める。
・永久脱毛局面に対する整容目的か，二次性腫瘍が疑われる場合は切除術を行う。

治療のコツと落とし穴

・小型の病変は単純切除術を行うが，頭部の大きな病変は分割切除術やティッシュー・エキスパンダーによる皮膚伸展術を行う。
・病変である脱毛局面の切除術を行う際，頭皮は縫合創に緊張が加わりやすいため，術後に創が拡大し幅広の手術痕となり，術前と同様の脱毛斑となることが多い。
・単純切除術は周囲を帽状腱膜下の粗の組織で十分に剝離し，緊張を軽減して縫合するが，それでも縫合創が拡大する場合は分割切除術など他の方法を選択する。

アドバイス

・頭皮の円形脱毛症や瘢痕性脱毛症，顔面の表皮母斑などとの鑑別が必要。しかし発症部位や黄色調〜橙赤色，黄褐色の色調，さらに丘疹状・乳頭状変化などから診断は比較的容易。上記の特徴を有する頭皮の指頭大程度の脱毛局面を見たら，まず本疾患を疑ってよい。
・病変は成長に比例して大きくなるが，拡大することはない。しかしある程度までは徐々に隆起し，病期によって臨床症状が変化することを認識しておく必要がある。
・二次性腫瘍が生じることがあるため，急激な変化があれば皮膚科医への紹介が重要。

文献
1) Mehregan AH, et al: Life history of organoid nevi: Special reference to nevus sebaceous of Jadassohn. Arch Dermatol 91: 574-588, 1965

（岩崎泰政）

神経線維腫症1型
（Recklinghausen 病）

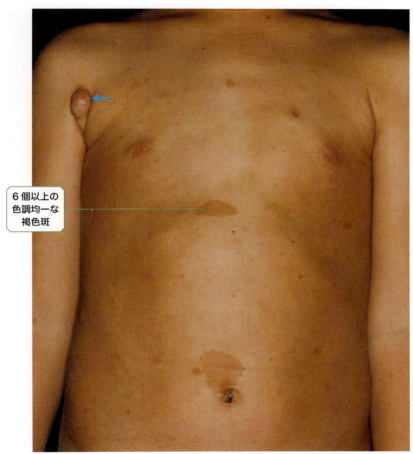

6個以上の色調均一な褐色斑

図1 典型像
神経線維腫（→）。

なぜひと目で診断できるか？

・出生時から存在する多発性のカフェオレ斑（6個以上，図1）。
・カフェオレ斑は卵円形の褐色斑で色調はほぼ均一，大きさは1〜5 cm程度（小児では5 mm以上）。

参考となるその他の皮膚所見

- 3歳ごろから腋窩や鼠径部に雀卵斑（そばかす）様色素斑がみられる（図2）。
- 思春期ごろから皮膚に神経線維腫（淡紅色の軟らかい腫瘍）が出現する（図1の右腋窩）。
- 家族歴（第一度近親者）は半数程度にみられる。

診断がついたらどうする？

- 診断に迷う場合には皮膚科医に紹介する。
- カフェオレ斑はレーザーによる治療が行われる場合があるが，著しい効果はなく再発や色素沈着などをきたすことがあるため，注意が必要である。
- 小児期に学習障害や注意欠如多動症が疑われる場合には，小児科医に紹介する。

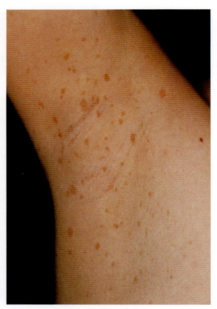

図2 雀卵斑様色素斑

アドバイス

- 遺伝性の疾患であるため，根治治療は難しいが，必要に応じて対症療法を行う。年齢に応じて様々な合併症を生じる可能性があるため定期的な経過観察が望ましい[1]。

文献

1) 吉田雄一，他：神経線維腫症1型（レックリングハウゼン病）診療ガイドライン2018．日皮会誌 128：17-34，2018

（吉田雄一）

脂漏性角化症

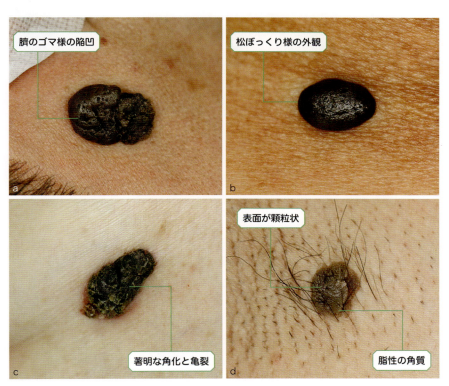

図1 典型像

なぜひと目で診断できるか？

- 境界明瞭な黒褐色の結節である。
- 中高年に発症し，顔面・体幹に多くみられる。多発することも多い。
- 表皮の増殖に伴う角栓がみられ，"臍のゴマ様"の変化がみられる(図1a)。
- 角栓は小さく，松ぼっくり様の外観を呈している(図1b)。
- 角質増殖が著明で，表面には亀裂が走っている(図1c)。
- 表面が顆粒状になっている。脂性の角質で覆われている(図1d)。

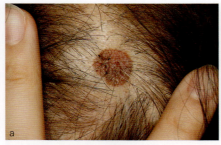
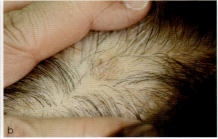

図2 頭部の脂漏性角化症
CO_2 レーザーによる治療。(a)治療前，(b)治療後。

診断がついたらどうする？

- 一種の加齢変化であることを説明して安心してもらう（ただし，20歳代から出現することもある）。将来的に悪性に変化することはほとんどないことを付け加える。
- 患者が除去を希望する場合は，以下の方法があることを述べ，それぞれにあった専門医を紹介する。

①液体窒素による凍結療法
- たいていの皮膚科クリニックに準備されているので施行可能なことが多い。数回の施術が必要な場合が多く，除去後に炎症後の色素沈着を残すこともある。

②電気メスや CO_2 レーザーによる除去（図2）
- 術者の力量によって，仕上がり具合が異なる。また，器械があることが最低条件となる。経験のある皮膚科医・形成外科医に紹介する。

③切除術
- 最もスタンダードで確実な方法である。必ず傷跡が残るが，②と同様に術者の力量に左右される。高齢者で顔面以外の部位など，傷跡が気にならない病変に対しては確実な方法として推奨される。

鑑別すべき疾患と鑑別点

■悪性黒色腫（図3）
- 境界が不明瞭で，まわりに滲み出すような色素斑がある。色調も左右対称ではない。

■基底細胞癌（図4）
- 辺縁に縁取るような隆起があり，中央は潰瘍化していることが多い。表面に蝋様の光沢がある。

■Bowen病（図5）
- 角質増殖が不規則である。全体的に茶褐色というよりは紅色調が強い。全体に左右対称性が崩れている。

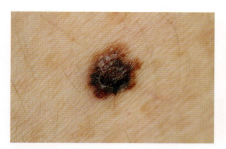

図3 悪性黒色腫

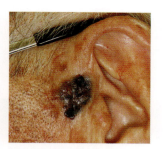

図4 基底細胞癌

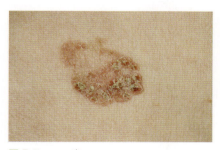

図5 Bowen病

アドバイス

- 診断に自信がないときには悪性腫瘍の可能性もふまえて皮膚科医に紹介する。
- 脂漏性角化症が短期間に急激に多発して，かゆみを伴うときには Leser-Trélat 徴候 と呼ばれ，内臓悪性腫瘍を合併しやすいと教科書に書かれている。念頭には置いたほうがいいが，期間や多発の定義はなく，明確なものではない。日本形成外科学会のガイドラインでも"急速に発生したものや，若年者の発症は悪性腫瘍を念頭に置き，注意深く経過を観察することが勧められる（グレード C1）"に留まっている。
- 日常診療で，非常に多く遭遇する疾患であり，たいていは視診のみで診断がつくことが多い。ただ，悪性腫瘍と紛らわしいものも稀にあり，迷ったときには皮膚科医あるいは皮膚悪性腫瘍指導医に紹介するのが肝要である。
- たとえ経過観察としたときにも定期的な診察を怠ってはならない。

（中川浩一）

14. 良性腫瘍

炎症性表皮嚢腫

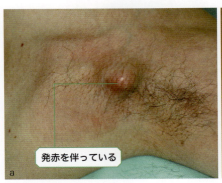
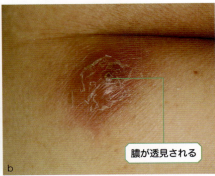

図1 典型像
(a)比較的硬い腫瘤。ドーム状に盛り上がっている。もともとできものがあって，最近腫れてきたと言われる。表面に発赤があり，熱感も伴う。(b)境界がやや不明瞭な腫瘤。炎症を伴って痛む。もともとできものがあって最近腫れてきたと言われる。一部に膿が透見される。

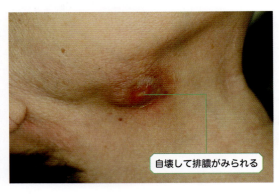

図2 自壊した例
比較的軟らかい腫瘤。ドーム状に盛り上がっている。もともとできものがあって，最近潰れたと言われる。痛みは，潰れる前よりは軽減している。

なぜひと目で診断できるか？

- 表皮嚢腫は非常にありふれた疾患である。直径数mm〜数cmの皮下腫瘤で，内部に角質を充満した構造(カプセル)を示す(図1)。
- 体中どこにでもできるが，顔面，頸部，体幹などに好発する。
- 青壮年男性に比較的多い。
- 炎症性表皮嚢腫は上記嚢腫に炎症が生じた状態である。その原因は細菌感染と考えられがちだが，実際には，外的刺激などの要因によることが多い。ひとたび炎症が

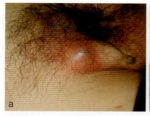 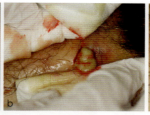 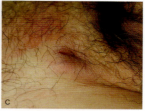

図 3 炎症性表皮囊腫の治療
(a)治療前，(b)切開により排膿，(c)術後，炎症は鎮静化。

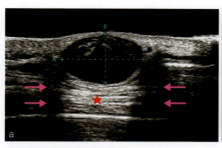 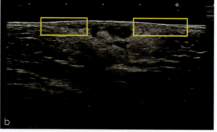

図 4 表皮囊腫の超音波所見
(a)通常の表皮囊腫：境界明瞭な腫瘤。後方エコーの増強（★），側方陰影（→）がみられる。
(b)炎症性表皮囊腫：腫瘤は不整形となり，周りの皮膚の表面が浮腫状（□）。

生じると，囊腫内容の軟化と膿などの貯留によって囊腫は拡大し，皮表は発赤する。さらに炎症が増強すると，囊腫壁の破綻から角質や膿が排出されることになる（図 2）。

診断がついたらどうする？

- 図 1 の状態の場合は，炎症を取り除く必要がある。
- 細菌感染が原因でないことが多く，抗菌薬の投与はほとんど必要がない。それよりも切開によって軟化した角質や膿を除去することのほうが重要。
- 具体的には局所麻酔をし，囊腫の大きさにもよるが，5 mm～1 cm の切開を加える。内容物を押し出した後，内部を洗浄する（図 3）。囊腫壁も除去できるにこしたことはないが，癒着があれば困難である。炎症が落ち着いた後に専門医に紹介すればよい。
- 腫瘤の緊張が極めて強いときには，切開を入れた瞬間に内容物が噴出する可能性がある。術者の顔などに飛び散らないように注意する。

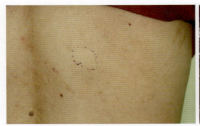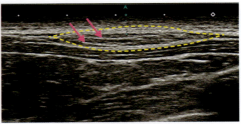

図5 背部の脂肪腫
全体がレンズの形になっている。脂肪隔壁を示す高エコーの線条(→)。

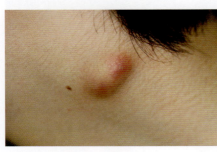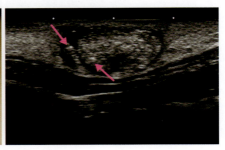

図6 頸部の石灰化上皮腫
類円形の境界明瞭な腫瘤。中に石灰を示す高輝度のスポットがある(→)。

鑑別すべき疾患と鑑別点

- 皮下の腫瘤であり，肉眼的所見では鑑別困難なことも多い。超音波検査が極めて有用である。脂肪腫と石灰化上皮腫の超音波所見を示す。(図4～6)。

アドバイス

- 炎症性表皮囊腫の病因を考えた治療を行う。痛みを早急に取り除くために，切開が必要である。
- 日常診療で頻度の高い準救急疾患である。適切な処置を行い患者に満足してもらわなければならない。

(中川浩一)

老人性血管腫

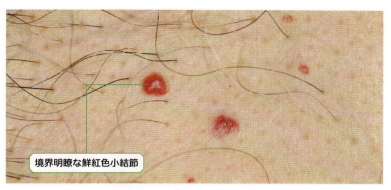

境界明瞭な鮮紅色小結節

図1 体幹に多発した大小の老人性血管腫

なぜひと目で診断できるか？
- 中高年に多くみられる境界明瞭な鮮紅色小結節（図1）。
- 20歳代から生じることもあり，加齢とともに体幹に多発する。

診断がついたらどうする？
- 基本的には治療の必要はない。
- 整容的に治療を希望する場合は，外科的切除やCO_2レーザーなどでの焼灼を行う。

発疹の診断で留意すべきこと
- POEMS症候群でみられる糸球体様血管腫は類似した小結節であるが，ややくすんだ紅色調を呈する。多発神経炎や肝脾腫，内分泌異常，M蛋白などの臨床症状を有する場合は，生検を行って診断する。
- 血管内大細胞型B細胞リンパ腫の診断確定のために行われるランダム皮膚生検では，老人性血管腫を含めて生検することが有用とされている。

アドバイス
- 徐々に増えてくるため不安になって受診する患者もいる。
- 悪性化することはなく，心配ないことを説明する。

（安田正人）

血管拡張性肉芽腫

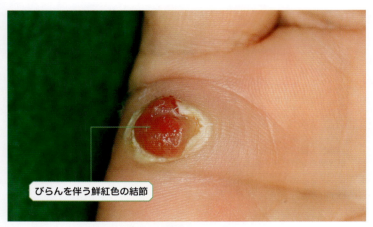

びらんを伴う鮮紅色の結節

図1 手掌に生じた血管拡張性肉芽腫

なぜひと目で診断できるか？
- 手掌，手指に好発し，びらんを伴う，易出血性の鮮紅色結節(図1)。
- 多くは外傷を契機に生じ，急速に増大，突出する。

診断がついたらどうする？
- 自然消褪することもあるが，易出血性であり，早めの治療を要する場合が多い。
- 外科的切除，液体窒素凍結療法の他，CO_2 レーザーなどによる焼灼が行われる。

発疹の診断で留意すべきこと
- 妊娠に伴って発症，増大することがある。出産後に消褪する例もみられるため，経過をみてもよい。
- 無色素性悪性黒色腫との鑑別を要する。臨床経過をしっかり確認することが重要。

アドバイス
- 無色素性悪性黒色腫との鑑別が困難な場合には，安易に治療せず，皮膚科医の診察を仰ぐことも必要である。

(安田正人)

14. 良性腫瘍

グロムス腫瘍

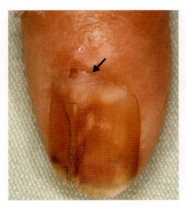

図1 爪甲変形を伴った後の爪郭グロムス腫瘍単発例
爪下の淡紫色結節（→）。直上からの爪甲縦裂を伴う。

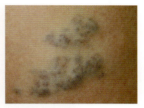

図2 臀部に生じたグロムス腫瘍多発例

表1 有痛性の皮膚腫瘍

A	angiolipoma（血管脂肪腫） angioleiomyoma（血管平滑筋腫） angioblastoma（血管芽細胞腫）
N	neurilemmoma（神経鞘腫）
G	glomus tumor（グロムス腫瘍）
E	eccrine spiradenoma（エクリンらせん腫）
L	leiomyoma（平滑筋腫）

なぜひと目で診断できるか？

・単発例は手指，特に爪下に好発し，疼痛を伴い，淡紫色に透見される腫瘍で，直上の爪甲変形を伴う（図1）。
・多発例は体幹，四肢に好発し，疼痛を伴う淡紫色結節を呈する（図2）。

発疹の診断で留意すべきこと

・発症初期は軽度の圧痛のみで爪下の色調の変化も，爪甲変形もみられないため，診断確定のために抜爪し，腫瘍の確認を要する場合がある。

診断がついたらどうする？

・基本的には外科的切除を行う。爪下の単発例では，爪甲を除去すると境界明瞭な腫瘤として摘出できることが多い。

アドバイス

・グロムス腫瘍を含め，有痛性の皮膚腫瘍は ANGEL と覚える（表1）。

（安田正人）

14. 良性腫瘍

眼瞼汗管腫

なぜひと目で診断できるか？

- 下眼瞼に多発する扁平隆起性小丘疹（図1）。思春期に著明で，女性に多い。

発疹の診断で留意すべきこと

- 臨床的に類似した疾患に エクリン汗嚢腫 がある。温熱環境で目立つことから鑑別。

診断がついたらどうする？

- 整容的に気になれば，CO_2レーザー，エルビウムヤグレーザーで焼灼する。
- 診断に悩んだら皮膚生検する。

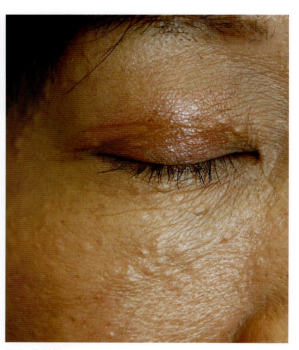

図1 典型像

治療のコツと落とし穴

- ある程度の深さまでレーザー焼灼しないと再発しやすい。
- 眼輪筋まで焼灼すると瘢痕を残すことがあるので注意。

アドバイス

- 治療には術者の慣れが必要。体幹に多発する eruptive hidradenoma もある。

（柴田真一）

稗粒腫

なぜひと目で診断できるか？

- 白色球形で光沢がある小丘疹(図1)。眼瞼，頰，前額に好発。

発疹の診断で留意すべきこと

- 眼瞼汗管腫と紛らわしいことがある。診断に悩んだら皮膚生検するとよい。

診断がついたらどうする？

- 整容的に気になる場合は CO_2 レーザーなどで焼灼する。

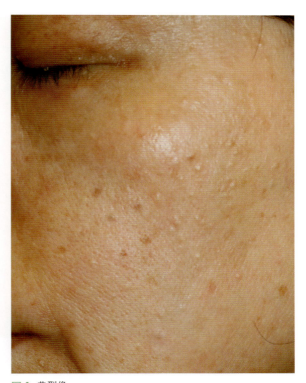

図1 典型像

治療のコツと落とし穴

- 注射針の先端で小切開を入れて摘出するのが簡易な治療法だが再発しやすい。
- レーザー焼灼が確実である。

アドバイス

- レーザーがなければ1～2 mmトレパンで摘出してもきれいになる。
- 自然と目立たなくなるものもあるので，放置するケースが少なくない。

(柴田真一)

15. 悪性腫瘍

日光角化症

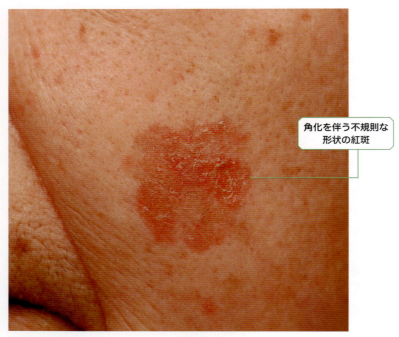

角化を伴う不規則な形状の紅斑

図1 典型像

なぜひと目で診断できるか？
- 高齢者の露光部に好発。なかでも鼻背，眉毛外側，こめかみ，頬，耳輪部に多い。
- 紅斑が基本像で，種々の程度に角化を伴う(図1)。
- 不規則な形状を呈する。

参考になる皮膚所見
- "角化症"とはいうものの，角化が目立たずに紅色びらんのみの場合もある(図2)。
- 角質が堆積したツノ状の外観を呈する例もあり，皮角と呼ばれる(図3)。

診断がついたらどうする？
- 多発傾向があるので，1か所の日光角化症を見たら露出部全体を丹念に診察する。

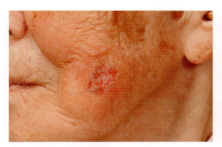 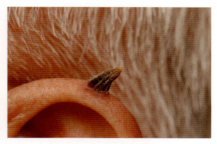

図2 びらん調を呈する例　　　図3 ツノ状の外観を呈する例

- 日光角化症は上皮内癌であるが，一部は浸潤癌（有棘細胞癌）へ移行する．皮疹における結節や浸潤の有無を確認する．
- 原則として生検で組織診断を確定する．浸潤癌への移行が疑われる場合は特に必須である．
- 治療としては外科的切除，凍結療法，イミキモド外用療法が標準的に行われる．

アドバイス
- わが国の高齢化を反映して，日光角化症の有症者は確実に増加している．
- 治療を要さない軽症例もあるが，不適切な放置によって治療困難な有棘細胞癌に至るケースも多くみられる．
- 高齢者の診察の際には，日光角化症を含めた皮膚癌のスクリーニングとして皮膚を観察し，気になる変化があれば皮膚科医へコンサルトする．

（竹之内辰也）

15. 悪性腫瘍

乳房外 Paget 病

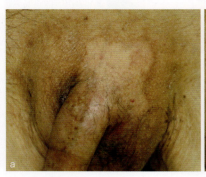
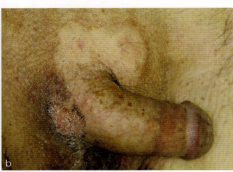

図1 典型像
(a)境界明瞭な脱色素斑，(b)落屑を伴う紅斑。

なぜひと目で診断できるか？
- 外陰部に不規則な形をした比較的境界明瞭な脱色素斑(図1a)。
- 注意深く見ると，陰嚢の陰茎基部右側に不規則な落屑を伴う紅斑も混在している(図1b)。また脱色素斑は陰茎にも及んでいる。
- 高齢者男性の外陰部に多い。
- 経過は緩徐な場合が多く，「何か湿疹のようなものができたが，なかなか治らず，徐々に広がってきた」と訴えることが多い。

参考になる皮膚所見
- 陰嚢から陰茎に及ぶ地図上の不規則な紅斑に加え，しばしばびらんを伴う(図2)。
- さらに進行すると，病変が隆起し，結節を生じる。
- 頻度はやや低いが，女性の外陰部にもみられる。男性の場合と同じく，地図状の不規則な落屑性紅斑，びらん，脱色素斑が混在した病変がみられる(図3)。
- 皮膚側は比較的境界明瞭であるが，粘膜側の境界は通常不鮮明である。
- 自覚症状は通常乏しい。
- この他，肛門周囲，腋窩，臍部，下腹部に生じる。

診断がついたらどうする？
- まず，生検を行い乳房外 Paget 病の診断を確定させる。もしくは疑わしい段階で，

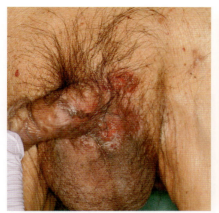 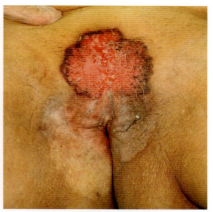

図2 びらんを伴う例　　　図3 女性の外陰部例

　専門の医療施設に紹介する。
- 病変が外陰部以外にもある場合があるので，肛門周囲，腋窩，臍部に類似の病変がないか確認する。また鼠径リンパ節を触診し，所属リンパ節転移の有無を調べる。
- 女性例など，特に境界が不明瞭な場合は，術前に複数箇所の生検を行い，病変の範囲をある程度明らかにする。
- CTやエコーなどを行い，所属リンパ節の評価や遠隔転移の有無を検索する。
- 結節を生じている場合は，鼠径リンパ節に転移をしばしばきたしている。

治療のコツと落とし穴

- 病変の範囲が不明瞭なことが多く，見逃すことも多いため，丁寧に病変を観察する。また，剃毛すると病変の範囲や境界が見やすくなる。
- 基本的には広範囲切除を行うため，専門の医療施設での治療が必要である。

アドバイス

- 乳房外Paget病は皮膚悪性腫瘍の1つで，皮膚のアポクリン汗腺由来の腺癌と考えられている。
- 湿疹や，脂漏性湿疹，尋常性白斑，体部白癬などと誤診されることが非常に多く，患者も皮膚癌と認識していないことが多いので，まずこの疾患を疑うことが大切。
- ステロイド外用で炎症が取れるため，一見少しよくなったように見えるので要注意。
- きちんと患者の病変を観察して，乳房外Paget病が疑われる場合は専門の医療施設を紹介するのが望ましい。

（門野岳史）

血管肉腫

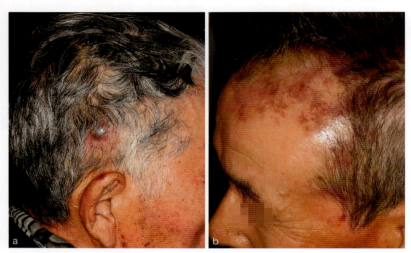

図1 典型像
(a)結節の周囲に紫斑を伴う例，(b)紫斑のみの例。

なぜひと目で診断できるか？
- 拡大傾向のある紫斑(図1)。結節を伴う症例が多い(図1a)。
- 自覚症状を欠く。高齢者に多い。頭部が好発部位。

参考になる所見
- 外傷が先行することがあり，「打撲した傷が治らない」と訴えて受診することもある。
- 週単位で拡大することもあるため，経過が早い場合は本症を疑う。
- 頭頸部以外では放射線照射部位やリンパ浮腫に続発する血管肉腫もある。

本症を疑ったらどうする？
- 限局しているように見えても，よく観察すると広範囲にわたって紫斑が広がっていることが多い(図2)。打撲による紫斑がこのように広範囲に及ぶことは考えにくいことから，本症を疑ったら髪の毛をかき分けてよく観察する必要がある。
- 早期に肺転移を生じることが多く，転移がなく手術可能な症例でさえ悪性黒色腫のステージ4より予後が悪いため，早期の治療介入が望ましい。したがって本症を

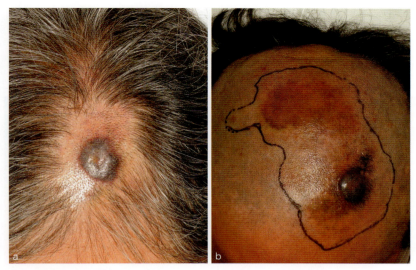

図2 広範囲に及ぶ紫斑
一見すると前頭部だけのようにみえるが(a),毛を除去すると広範囲に広がっているのがわかる(b)

疑ったら皮膚生検をせず,すぐに皮膚科医に紹介することをお勧めする。

治療

- 転移がなく,範囲が限局する症例では広範囲切除により完全切除が期待できる。なお,術後放射線照射を併用することで,局所再発だけでなく,予後も延長するとされるため,世界的な標準治療は外科的切除および術後放射線治療である。
- しかし,転移がなくとも図2の症例のように,広範囲に病変が及んでいる場合は,病変の完全切除が難しく再発も多い。
- 切除が困難な症例には,パクリタキセル(血管肉腫に保険適用あり)を用いた化学放射線治療も治療選択の1つとして考慮。
- 転移がある症例ではパクリタキセルによる全身化学療法が第一選択。

アドバイス

- 非常に稀な腫瘍(年間症例数が100例程度と推計)であり遭遇する可能性は低いが,進行が速く予後不良のため注意が必要。
- 皮膚科医へ紹介する際には,患者に必ずすぐに受診するように伝える。
- 紫斑を伴わない症例では,皮膚科医でも本疾患を疑うことは難しい。

(藤澤康弘)

悪性黒子

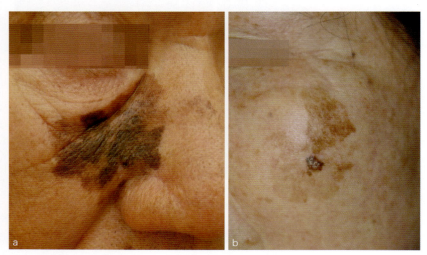

図1 典型像

なぜひと目で診断できるか？

- 褐色〜黒色で濃淡のある不整形色素斑(図1)。
- 顔面を主体とする露光部に発生する。高齢者に多い。
- 比較的境界が明瞭なことが多い。緩徐に増大し長期間存在していることが多い。

参考になる皮膚所見と診断法

- 肉眼診断にはABCDEの診断基準(Asymmetry：形態の左右非対称性，Border irregularity：輪郭の不整，Color variegation：色調の不均一さ，Diameter enlargement：長径6mm以上，Evolving：拡大・変化の傾向)が有用である。
- 周囲皮膚に皮膚の萎縮や菲薄化，ちりめん皺などの肉眼的な老化所見(光線性変化)を認める場合がある。
- 脂漏性角化症のように表面の角化傾向を認めることは稀である。
- 進行したもの(日光黒子型黒色腫)では，一部に隆起や腫瘤を形成する。
- 色素斑部のダーモスコピー像としては，不明瞭な網目状色素沈着(atypical pseudonetwork)，灰青色の顆粒(blur gray dots)が毛包を囲む環状顆粒構造(annular

granular structures）や毛孔部への非対称性色素沈着（asymmetric pigmented follicular opening）などがみられる。
- 確定診断は，上記の臨床所見に病理組織所見を加味して行う。色素斑があまり大きくない場合には，生検を兼ねての全切除や薄切生検（シェービング）が行われることもある。

診断がついたらどうする？
- 皮膚腫瘍診療に習熟した皮膚科医に紹介する。

治療のコツと落とし穴
- 治療の第一選択は外科的切除である。腫瘍の厚みがなく表皮内に留まっていると推測される場合には，通常は色素斑辺縁から5 mm離して脂肪織浅層ないしは浅筋膜までを含めた切除で十分である。
- 現在では悪性黒色腫の生検は禁忌ではなく，予後と相関する因子である腫瘍の厚み（Breslow's tumor thickness）を決定するために，むしろ積極的に行われる傾向にある。しかし，他の色素性病変と近接して生じている場合などでは，不適切な生検部位の選択が診断の誤りにつながりかねないため注意が必要である。
- 高齢者に好発するため，基礎疾患や認知症などのために外科的治療が行えない場合もある。そういった患者では，放射線照射や冷凍療法などが試みられる場合もある。

アドバイス
- 顔面に好発するが，他の露光部にも生じうる。
- 進行が遅く，比較的予後がよい臨床型であるため，いたずらに患者の不安をあおるような説明を行うべきではない。
- 色素斑内部に隆起病変や腫瘤，びらん・潰瘍などを伴う場合には浸潤癌である悪性黒子型黒色腫（lentigo maligna melanoma；LMM）となっている可能性が高く，転移発生の可能性が生じていることに留意が必要。
- 既に浸潤癌になっていると推測される場合には，tumor thicknessに応じた切除術だけでなくセンチネルリンパ節生検の実施が標準治療であるため，できるだけ早く皮膚腫瘍治療を専門とする施設に紹介する。
- 後々の専門的治療の際の資料として役立つことが多いため，臨床像を写真で記録しておくことが望ましい。

（爲政大幾）

再発性口唇ヘルペス

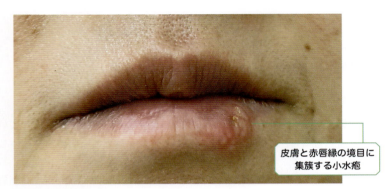

図1 典型像

皮膚と赤唇縁の境目に集簇する小水疱

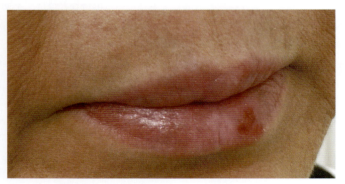

図2 びらん，痂皮化した皮疹

なぜひと目で診断できるか？
- 皮膚と赤唇縁の境目に出現する小水疱の集簇(図1)。
- 水疱は中心臍窩を伴う。
- 繰り返し同じ部位に出現。
- 皮疹出現前にムズムズ感，チクチク感(前駆痛)を伴う。

参考になる皮膚所見
- 皮疹は同時にびらん，痂皮化する(同期する皮疹，図2)。

- 自家接種により口唇以外にも顔面や角膜に病変を生じることがある（図3）。

診断がついたらどうする？

- 再発性口唇ヘルペスでは抗ヘルペスウイルス薬の外用が基本。
- 一度医師に診断されれば，次回からは薬局でスイッチOTC外用薬が購入可能。
- 皮疹や痛みの状態により，抗ウイルス薬の内服も考慮。
- 基礎疾患としてアトピー性皮膚炎がある場合，Kaposi水痘様発疹症の発症に留意する。

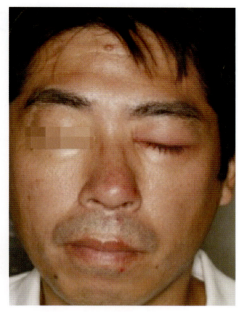

図3 自家接種例

治療のコツと落とし穴

- 早期治療により皮疹も早期に治癒する。
- 頻回に再発を繰り返す場合，patient-initiated therapyや再発抑制療法も考慮する（保外）。
- 内服薬を用いる場合，腎機能に応じた減量を行う。

アドバイス

- 水疱の出現しない，また痂皮にならない単純ヘルペスは存在しない。
- 口角炎や口唇炎などで安易な診断をしないことが肝要である。

（渡辺大輔）

[16. ウイルス感染症]

再発性性器ヘルペス

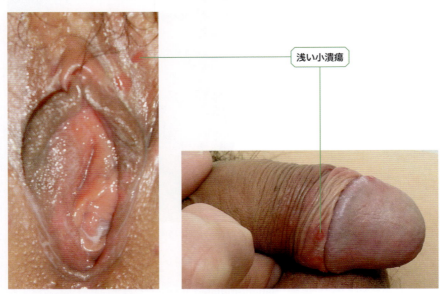

図1 女性例　　図2 男性例

なぜひと目で診断できるか？

- 女性では大陰唇周辺の皮膚，粘膜部に出現する小水疱および浅い小潰瘍がみられる（図1）。
- 男性では亀頭包皮部，陰茎部に病変が出現する（図2）。
- 繰り返し同じ部位に出現する。
- 皮疹出現前に違和感や痛み（前駆痛）を伴う。

参考になる皮膚所見

- 再発性の場合は一般に皮疹は少なく，限局性である。
- 再発を繰り返すうちに臀部や大腿部に皮疹出現部位が移行することがある（図3）。

診断がついたらどうする？

- 再発性性器ヘルペスでは抗ヘルペスウイルス薬の内服が基本となる。

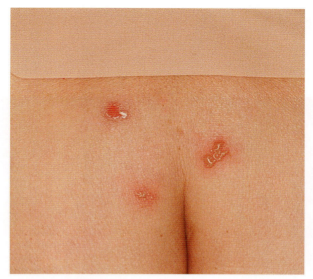

図3 臀部に移行した皮疹

- 頻回(概ね年6回以上)に再発を繰り返す場合には，再発抑制療法を行う。
- 痛みが強い場合には，鎮痛薬の併用も考える。
- 皮疹出現時は性行為を避けさせる。

治療のコツと落とし穴
- 早期治療により皮疹も早期に治癒する。
- 患者にあらかじめ内服薬を渡しておく，patient-initiated therapy という方法も存在する(保外)。
- 皮疹が大きい場合，また治癒が遅い場合は HIV 感染症合併の可能性も考慮。

アドバイス
- 外陰部の痛みだけで安易に性器ヘルペスと診断してはいけない。
- 性器ヘルペスは自尊心を損なう疾患であり，またパートナーとの人間関係を破綻させる可能性があることを念頭に置くべきである。

（渡辺大輔）

帯状疱疹

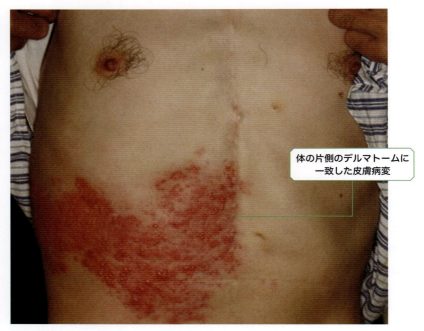

体の片側のデルマトームに一致した皮膚病変

図1 典型像

なぜひと目で診断できるか？
- 体の片側のデルマトームに一致した皮膚病変が出現する（図1）。
- 水疱は中心臍窩を伴う大小の小水疱で，紅暈を伴う。
- 水疱はびらん化し，痂皮となって治癒する。
- 皮疹出現4〜5日前から前駆痛が出現する場合がある。

参考になる皮膚所見
- 早期の症例では紅斑丘疹が主体である（図2）。
- 重症例では血疱がみられ，皮疹は潰瘍化する。
- 免疫抑制がベースにある場合，汎発疹（デルマトーム以外にも皮疹が撒布している）がみられることがある。

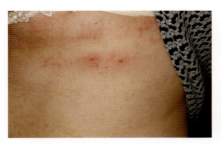

図2 発症早期の皮疹

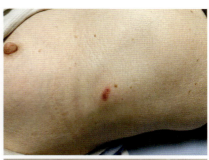

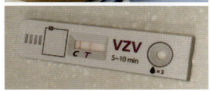

図3 デルマクイック®使用例
77歳，女性，皮疹出現3日後，かゆみ（＋）。

診断がついたらどうする？

- 帯状疱疹では抗ヘルペスウイルス薬の内服が基本となる。
- 核酸アナログ製剤（ファムビル®，バルトレックス®など）とヘリカーゼ・プライマーゼ阻害薬（アメナリーフ®）が存在する。
- 痛みが強い場合には，鎮痛薬を併用する。
- 汎発疹の認められる例，痛みの強い例，頭頸部の帯状疱疹で入院適応のある場合，皮膚科医へコンサルトする。

治療のコツと落とし穴

- 核酸アナログ製剤は腎機能に応じた減量が必要。
- 高齢者の鎮痛薬はアセトアミノフェンを優先する。
- 早期から電撃痛など神経障害性疼痛の要素が強い場合，プレガバリンなどの鎮痛補助薬の使用を考慮。

アドバイス

- 早期例，また帯状疱疹と単純ヘルペスの鑑別が難しい場合など，イムノクロマト法を用いた水痘・帯状疱疹ウイルス抗原検出キット（デルマクイック®VZV，図3）の使用が便利。

（渡辺大輔）

麻疹

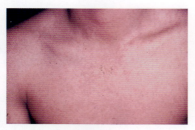

図1 体幹の皮膚症状

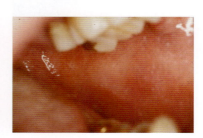

図2 Koplik 斑

なぜひと目で診断できないか？
- 麻疹によく似た皮膚症状を呈する疾患が多数ある。
- 風疹や伝染性単核球症などのウイルス感染症，薬疹，リンパ腫の非特異疹など，鑑別すべき疾患が多い。

本症の診断で留意すべきこと
■まず，疑う！
- 麻疹が流行しているか，常にサーベイランスに注意を怠らない。

■十分に問診する
- 周囲に麻疹の患者がいなかったか，接触の機会はなかったか，国外へ出なかったか，または外国人や外国帰りの人と接触がなかったかを確認する。
- いつから発熱があり，どのような熱型か。典型的な経過は，麻疹ウイルスに感染後10～12日の潜伏期後，急に発熱し，くしゃみ，鼻汁などカタル症状が強く出る。数日のカタル期ののち少々解熱し，再び高熱が出て発疹期へ入る。
- 皮疹はいつから出ているか。麻疹では二峰性の高熱の後峰ころから出現する。
- 麻疹の確定診断は，血清中 IgM 抗体（EIA）を確認するが，IgM 抗体が陽性を示すのは発疹出現後 4～28 日で，発症後 3 日を経過しないと陽性にならない。
- また，風疹やヒトパルボウイルス B19 感染症など他の疾患でも交差反応で偽陽性・偽陰性がある。
- PCR 法は数時間で診断可能だが，発疹出現後 7 日以内に行わなければならない。
- 薬疹を鑑別するため，数週間以内に薬剤の新規内服，変更はなかったかを確認する。
- 母子手帳までさかのぼり，予防接種歴を確認する。

参考になる皮膚・粘膜所見

- 咳，くしゃみ，目やになどのカタル症状はいつから出たか。下痢・嘔吐などの消化器症状を合併する例が多い。眼球・眼瞼結膜は充血する。
- 皮膚症状は顔面・頸部から始まり，急激に全身に拡大する(図1)。浮腫性紅斑で，融合傾向が強い。全身に出現するが，びまん性に紅皮症状態になっても，島嶼状に健常皮膚が残存する。
- カタル期と発疹期の移行期ごろに，口腔内に Koplik 斑が出現する(図2)。Koplik 斑は口腔粘膜に出現する白色小丘疹で，麻疹に特異的である。Koplik 斑は数日で消失するので，見逃すと診断が難しくなる場合がある。
- 発疹期は高熱とともに4～5日続き，解熱とともに回復期になる。全身状態は改善していくが，皮疹は色素沈着を残して軽快する。

診断がついたらどうする？

- 麻疹は感染症法第5類全例報告疾患であるため，診断した医師はただちに最寄りの保健所に届け出なければならない。
- 麻疹は空気感染し，非常に感染力が強いため，周囲への拡散を防がねばならない。万一入院の必要がある場合は陰圧閉鎖室に隔離する必要がある。

治療のコツと落とし穴

- 麻疹の治療は，抗ウイルス薬がなく対症療法である。高熱が続き，全身状態の悪化をまねく場合があり，十分な補液，栄養管理が必要。
- 麻疹の回復期に肺炎・鼻炎・中耳炎などの細菌性二次感染を合併することがある。また，稀ながら脳炎や亜急性硬化性全脳症(subacute sclerosing panencephalitis；SSPE)などの合併があり，注意を要する。

アドバイス

- 麻疹は学校感染症第二種に分類され，出席停止期間が定められている。登校(園)は，解熱後3日を過ぎた後，許可される(→178頁の表1)。
- 麻疹は感染力が強く，抗体のない状態で麻疹に曝露した場合は高率に感染する。感染すれば全身管理の必要な重篤な感染症である。感染しないように予防接種を受けておくべきである。2回の定期接種であり，1回目は生後12～24か月，2回目は小学校就学前12か月である。麻疹の患者に接触した場合，72時間以内に麻疹ワクチンの接種をすることも効果的であるといわれている。接触後5, 6日以内であれば，γ-グロブリンの注射で発症を抑えられる可能性もある。

(日野治子)

風疹

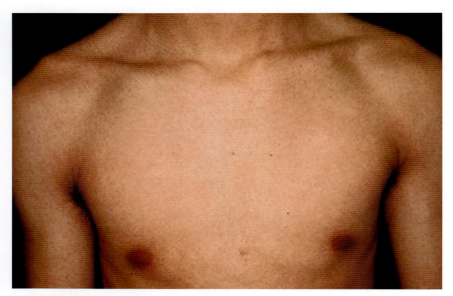

図1 体幹の皮膚症状

なぜひと目で診断できないか？
・同じような丘疹・紅斑を呈する疾患が非常に多い。
・伝染性単核球症，伝染性紅斑，修飾麻疹などのウイルス感染症，溶連菌感染症，薬疹，リンパ腫の非特異疹など，鑑別すべき疾患が多い。

参考になる皮膚・粘膜所見と全身症状
・感染後14～21日(平均16～18日)の潜伏期間ののち，発熱，発疹，リンパ節腫脹で発症するが，不顕性感染もある。
・皮疹は，はじめは粟粒大の丘疹で，融合傾向に乏しいが，全身にくまなく生じると紅皮症状態になる(図1)。皮疹は数日で，概ね色素沈着を残さず消失。
・耳後・頸部，後頭部をはじめ諸所のリンパ節が腫大，触知する(図2)。
・ほとんどの例で眼瞼・眼球結膜の充血がみられる。
・軟口蓋・硬口蓋に点状紫斑・紅斑(Forchheimer spots，図3)が高頻度で出現する

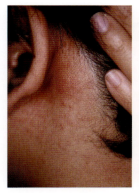
図2 リンパ節腫大

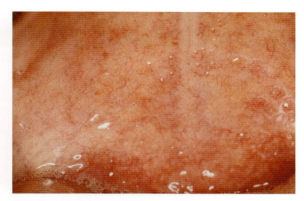
図3 Forchheimer spots

が，本症に特異的ではない。
- 稀に肝機能障害，血小板減少性紫斑病，関節炎などの合併症がある。
- 同様の皮疹を呈する疾患が多いため，確定診断は急性期の咽頭ぬぐい液，血液，尿からRT-PCR法でウイルス遺伝子を証明するが，どこの施設でも可能なわけではない。
- 急性期に風疹特異的IgM抗体が証明されれば診断可能であるが，発疹出現3日以内では偽陰性の場合もある。
- 一般的には，HI法またはELISA法による急性期と回復期のペア血清で，抗体価の上昇を証明する。

■問診で訊くべきこと
- 周囲に風疹の患者がいないか，接触の有無はなかったか。
- 過去の予防接種の有無。
- いつから発熱，皮疹，リンパ節腫脹が生じたか。
- 薬疹を鑑別するために，服薬の確認。

治療のコツと落とし穴
- 風疹は皮疹出現の前後約1週間感染力がある。解熱とほぼ同時期に皮疹は消褪するとともに排泄されるウイルスは減少し，感染力は消失する。
- 風疹に特異的な治療はなく，対症療法。発熱にはアセトアミノフェン，瘙痒には抗アレルギー薬を内服させる。

診断がついたらどうする？
- 学校保健安全法で決められた期間は登校(園)・出勤は停止(表1)。

表1 学校感染症第二種の出席停止期間の基準

疾患名	規定
インフルエンザ	発症した後5日を経過し，かつ解熱した後2日（幼児にあっては，3日）を経過するまで
百日咳	特有の咳が消失するまで，または5日間の適正な抗菌性物質製剤による治療が終了するまで
麻疹	解熱した後3日を経過するまで
流行性耳下腺炎	耳下腺，顎下腺または舌下腺の腫脹が発現した後5日を経過し，かつ全身状態が良好になるまで
風疹	発疹が消失するまで
水痘	すべての発疹が痂皮化するまで
咽頭結膜熱	主要症状が消退した後2日を経過するまで
結核	病状により学校医その他の医師において感染のおそれがないと認めるまで
髄膜炎菌性髄膜炎	病状により学校医その他の医師において感染のおそれがないと認めるまで

（学校保健安全法施行規則より）

・風疹は感染症法第5類全例報告すべき疾患である。診断した医師はただちに最寄りの保健所に届け出なければならない。

アドバイス

・風疹は学校感染症第二種に分類され，出席停止期間が定められている（表1）。登校（園）は，皮疹が消失したのちに許可できる。
・妊娠20週ころまでの妊婦が風疹に感染すると，先天性風疹症候群の子どもが生まれる恐れがある。妊娠する前に抗体の有無を調べ，抗体がなければ予防接種をすべきである。
・近年の風疹は成人に多い。特に男性は10歳代後半〜50歳代前半，女性は10歳代後半〜30歳代前半に多い。
・予防接種は，1979年4月2日〜1995年4月1日生まれの男女の接種率が低い。1979年4月1日以前に生まれた男性は小児期に定期接種の機会がなかった。この期間に相当する場合はMRワクチンでの予防接種を受けることを勧める。ただし接種後2か月は避妊を必要とする。

（日野治子）

突発性発疹

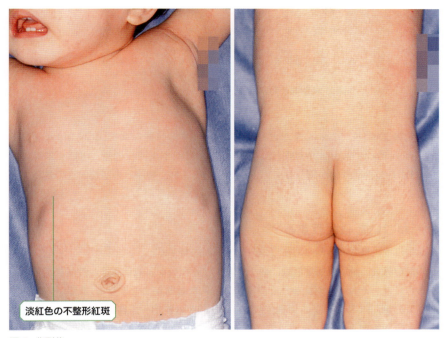

淡紅色の不整形紅斑

図1 典型像
1歳，女児。38℃以上の発熱が3日ほど続いた後，淡紅色の紅斑が体幹に出現し，四肢近位側に広がった。

なぜひと目で診断できるか？

- 発熱の後に出る体幹中心の散在性，時に融合性の小紅斑（図1）。
- 体幹に始まり四肢近位側，頸部へと広がるが，顔は比較的少ない。
- 発疹は痕を残さず2〜3日で消褪（図2）。

発疹の診断で留意すべきこと

- 生後6〜18か月の乳児に好発し，初めての高熱が出た後に，突然発疹が出る。
- 発熱時に咽頭発赤と口蓋垂の両側に斑状発赤（永山斑）がみられる。
- 高熱の際，大泉門が膨隆したり，熱性けいれんを起こすことがある。
- 軟便や下痢を伴うことが多く，38℃以上の発熱が3〜4日持続した後に解熱する。

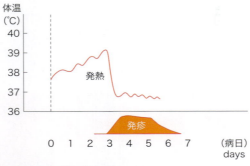

図2 熱型表と発疹の関係

- 特定の薬剤(抗てんかん薬など)投与後に発症する特殊な薬疹〔drug-induced hypersensitivity syndrome(DIHS)〕において，薬剤中止後も増悪・再燃する際に，HHV-6 の再活性化が関与していることが報告され，病態との関連が注目されている。

診断がついたらどうする？
- 通常は予後良好であり，対症療法のみで経過観察する。
- 稀だが脳炎，脳症，劇症肝炎，血小板減少性紫斑病などの重篤な合併症が疑われる場合には，それらの対症療法とウイルス学的な診断が必要となる(血液からのウイルス分離，PCR 法による血漿中ウイルス DNA の検出，急性期の特異的 IgM 抗体上昇，回復期とのペア血清で特異的 IgG 抗体の陽転，あるいは抗体価4倍以上の有意な上昇)。

アドバイス
- HHV-6 variant B と HHV-7 の2種類のウイルス感染によって発症するが，臨床症状では区別できないため，2度目の突発性発疹として経験される。

（馬場直子）

伝染性紅斑

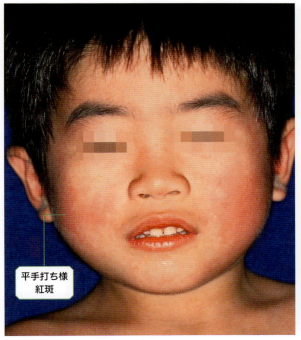
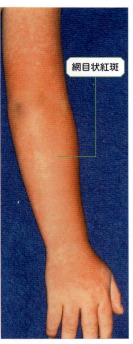

図1 顔面頬部の平手打ち様紅斑
5歳男児。

図2 四肢の網目状紅斑
5歳男児。

なぜひと目で診断できるか？

- 顔面の蝶形ないしは平手打ち様の紅斑(リンゴ病と呼ばれる所以、図1)、上腕から前腕外側の網目状・レース状紅斑(図2)。
- 網目状紅斑は体幹や四肢に広く現れることもある。
- 成人では小児の伝染性紅斑と異なり、びまん性の浮腫性紅斑や風疹様の小紅斑が多発し、紫斑が出る場合もある。

発疹の診断で留意すべきこと

- 4～5歳の幼児を中心に好発するヒトパルボウイルス(HPV)B19感染による流行性の発疹性疾患。

- ウイルス血症の時期に，小児では軽い感冒様症状が現れる程度であるが，成人では発熱，関節痛，全身倦怠感を呈する。
- 発疹がいったん消褪した後も 1〜2 か月間は，入浴時，日光照射後，啼泣・興奮時などに紅斑が再燃することがあるが，再発ではない。

診断がついたらどうする？
- 紅斑出現の時期には既に感染力はない。
- 抗ウイルス薬はなく，発熱に対して NSAIDs 内服，座薬，発疹のかゆみが強ければ抗ヒスタミン薬内服，ステロイド外用などの対症療法が主となる。

アドバイス
- 妊婦に感染すると胎児水腫や胎児死亡のリスクがあるため，妊婦に近づけない指導が大切。
- 学校感染症第三種「その他の感染症」となっており，発疹のみで全身状態がよければ登園・登校可能。

（馬場直子）

16. ウイルス感染症

手足口病

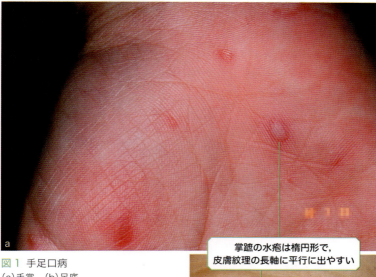

図1 手足口病
(a)手掌, (b)足底

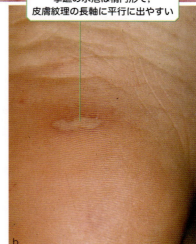

掌蹠の水疱は楕円形で,
皮膚紋理の長軸に平行に出やすい

なぜひと目で診断できるか？

- 手掌, 手指, 手背, 足底, 足趾, 足背, 足縁に, 紅暈を伴う米粒大～大豆大の楕円形の水疱が皮膚紋理の長軸に平行に現れる(図1)。
- 臀部, 膝蓋, 肘頭などにも水疱, 丘疹がみられることがある。
- 通常かゆみはなく, 時に痛みを伴う。
- 口腔粘膜では, 口蓋, 頬粘膜, 舌, 口唇, 歯肉などに小水疱が生じ, まもなくびらん, 小膿疱となり痛みを伴う。

発疹の診断で留意すべきこと

- コクサッキーウイルス A6 による手足口病（図2）では，定型例とは異なり，掌蹠には少なく，四肢や臀部に広範囲に，大型の中心臍窩を持つ水疱のほか，膿疱，紅斑，紅色丘疹，紫斑，血痂，滲出性紅斑など多彩な皮疹が広範囲に現れる。
- コクサッキーウイルス A6 によるものは発熱率が高く，1～2 か月後に爪甲が脱落する症例が 2 割程度ある。

診断がついたらどうする？

- 一般に予後良好で，数日で自然治癒するが，対症療法として，高熱には解熱薬投与，口内痛のために食欲低下があればデスパコーワ口腔用クリーム，キシロカイン®ゼリーなどを塗る。
- 摂食障害，脱水があれば補液を行う。
- 稀に合併症としてコクサッキーウイルス A16 により心筋炎，膵炎，肺炎，エンテロウイルス 71 により無菌性髄膜炎，脳炎を起こすことがあるため留意する。

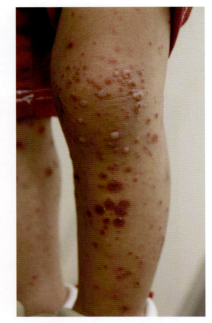

図2 コクサッキーウイルス A6 による手足口病

アドバイス

- 水疱がなくなり，口内炎が治っても，便の中にはウイルスが長期間出現している。
- オムツ替えやトイレの後は手洗いを励行し，ペーパータオルで拭き，使い捨てとする。
- 保育所などで舐めるおもちゃ類はよく洗い，共有しない。
- 学校感染症第三種。医師により伝染の恐れがないと認められるまでは登園・登校禁止だが，全身状態に問題なければ皮疹があっても登校可能。

（馬場直子）

尖圭コンジローマ

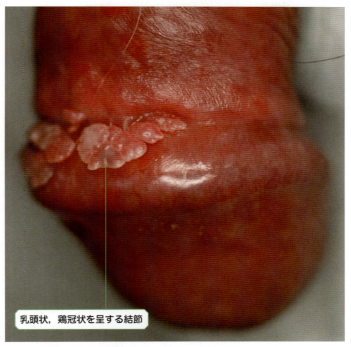

乳頭状，鶏冠状を呈する結節

図1 陰茎に生じた尖圭コンジローマ

なぜひと目で診断できるか？

- 外陰部や肛門周囲などに乳頭状，鶏冠状を呈する丘疹，結節からなる（図1）。
- 比較的，若年層の女性に多い。
- 男性では，同性愛者の肛門周囲に疣状結節がみられることがある。

診断がついたらどうする？

- 液体窒素凍結療法やイミキモド5％クリーム外用で治療する。
- 病変が非常に大きい場合には，CO_2レーザーで治療を行い，病変の縮小をきたした後に，前述の治療を行う。
- 定点把握疾患であるため，定点である医療機関は，最寄りの保健所を経由して都道

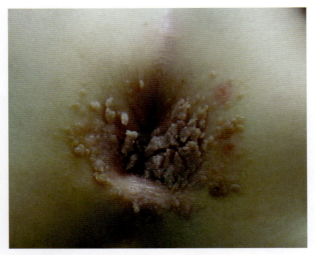

図2 小児の肛門周囲に生じた尖圭コンジローマ

府県知事に届け出をする。
・小児に発症した場合には、虐待があるか否かを詳細に問診する(図2)。
・日本では、ほとんどのケースが入浴中に戯れていた子供に、父親の性器に発症した尖圭コンジローマからHPVが感染するため、故意的なものは少ない。

アドバイス

・性感染症であるため、患者のパートナーに感染することを伝える。
・患者が風俗店に通い、コマーシャルセックスワーカー(commercial sex worker；CSW)から感染した際にはデリケートな問題であるため、パートナーに理解があるか否かを確認する(ケースによっては離縁へ発展する)。
・女性で尖圭コンジローマが発症した際には、出産による産道感染があり、乳児に若年性再発性呼吸器乳頭腫症(juvenile-onset recurrent respiratory papillomatosis；JORRP)を呈することがあることを説明。

(三石　剛)

伝染性軟属腫

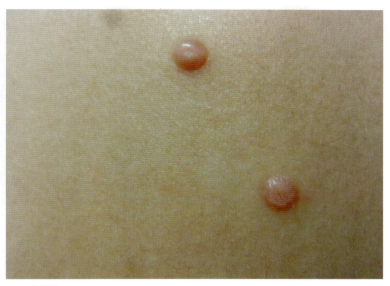

図 1 典型像

なぜひと目で診断できるか？

- 小児，学童に罹患しやすい。
- 大きさ 1〜5 mm 程度の皮膚常色から淡紅色の丘疹，小結節。
- 好発部位は四肢，体幹といったほぼ全身。
- 個々の皮疹の多くは中央が臍窩状に陥凹してくる（図 1）。
- アトピー性皮膚炎患者では，掻破行動により，皮疹が広がっていく。

診断がついたらどうする？

- 自然治癒があり，放置すると皮疹は自然に脱落することを説明。
- 自然治癒の可能性がなく，皮疹が広がってきた場合には摘除を勧める。
- 患者の多くが小児であるため，摘除時にはリドカインテープを約 1 時間貼付し（図 2），リング状のトラコーマ鑷子で摘除する。

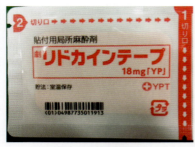

図2 貼付用局所麻酔剤のリドカインテープ

参考になる皮膚所見

- 初期の臨床像で半球状に隆起する。小結節とともに，中央が臍窩状に陥凹してくるのが特徴的所見である。
- 個疹を圧出すると，粥状物質が出てくる。
- AIDS 患者をはじめ，免疫抑制患者の顔に発症した伝染性軟属腫の個疹は比較的大きく 10 mm を超える疣状結節を認めることがある（図3）。

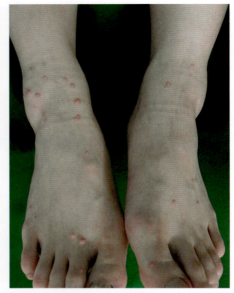

図3 成人の多発性伝染性軟属腫

発疹の診断で留意すべきこと

- 伝染性軟属腫は性感染症（sexually transmitted infections；STI）の範疇に含まれるため，成人の陰茎や陰茎根部にみられる場合がある。その際には，クラミジア感染症，淋菌感染症，梅毒などの STI 重複感染を念頭に置いたほうがよい。

アドバイス

- 伝染性軟属腫は放置していても自然消褪はありうるが，感染症であることを患児の親に説明。
- アトピー性皮膚炎患者の場合には掻破により，伝染性軟属腫の増加が想定されるため，皮膚科医と相談のうえ，アトピー性皮膚炎のケアを十分に行う。

（三石　剛）

17. 細菌感染症

伝染性膿痂疹（とびひ）

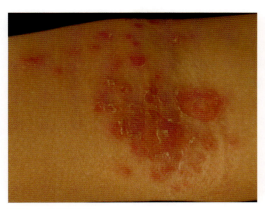

図1 水疱性膿痂疹

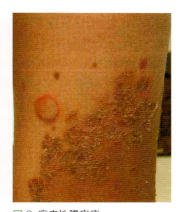

図3 痂皮性膿痂疹
〔池田政身：【専門医にきく子どもの皮膚疾患】感染性皮膚疾患伝染性膿痂疹・ブドウ球菌性熱傷様皮膚症候群（SSSS）・丹毒・蜂窩織炎．小児診療 72：2151-2156, 2009 より〕

なぜひと目で診断できるか？

- 伝染性膿痂疹は大きく水疱性膿痂疹と痂皮性膿痂疹に分けられる。

■水疱性膿痂疹（図1）
- 四肢・体幹などに紅斑，浅い水疱が出現。皮疹は湿潤，びらん化し，拡大していく。
- 隣接した部位，離れた部位に新たな病変（紅斑，水疱）を次々に生じる（図2）。
- 乳幼児に多く，春〜秋に多い。

■痂皮性膿痂疹（図3）
- 紅暈を伴う水疱，膿疱と厚い痂皮形成が特徴である。汎発化もある。
- 熱感，疼痛もある。年齢，性別，季節に関係なく生じる。

参考になる所見

- 水疱性膿痂疹の主たる原因は黄色ブドウ球菌である。

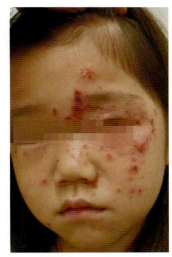

図2 急速に拡大した水疱性膿痂疹

- 高温多湿な時期に好発。伝染性が強く，家族内発症もある。
- 湿疹や虫刺症などによる搔破の後に生じやすい。
- 化膿連鎖球菌によって生じる痂皮性膿痂疹では全身症状(発熱，リンパ節腫脹，咽頭痛など)を伴うことがある。

診断がついたらどうする？

- 破れていない水疱や膿疱の中にある液体を培養し，起炎菌を調べる。
- 検出される細菌の薬剤感受性試験を行い，効果のある抗菌薬を選択。
- 皮膚病変が広範囲の場合は，抗菌薬の内服と外用薬の併用が一般的な治療である。
- 水疱性膿痂疹では，ペネム系薬，第三世代経口セフェム系薬，またはβ-ラクタマーゼ阻害薬配合ペニシリン系薬から選択。ニューマクロライド系薬を選ぶこともある。
- 病変が軽い場合は外用療法のみでも治癒が期待できる。
- 瘙痒が強い場合は，かゆみを抑える治療も合わせて行う。
- 痂皮性膿痂疹ではペニシリン系薬を第一選択とする。
- 全身症状を伴う場合，白血球数の増加，CRPなどの炎症の程度を把握。また，腎臓の障害を確認するために，腎機能，尿検査も必要。

治療のコツと落とし穴

- 黄色ブドウ球ではメチシリン耐性黄色ブドウ球菌(MRSA)の割合が高くなっている。
- 内服薬を使用しても，なかなか治らないときには，内服薬である抗菌薬に対して細菌が耐性化していると考えられる。培養後の感受性をみて抗菌薬を変更していく。
- 外用薬は耐性している菌にも強いもの(アクアチム®軟膏など)を使用する。ゲンタシン®軟膏は菌が耐性化し，その効果は期待できなくなっている。

アドバイス

- とびひの予防には清潔が第一で，汗が多い場合には，シャワー浴にてあせもなどが生じないように皮膚を清潔に保つ。とびひの滲出液を触ったり，引っ搔いたりすると，中の細菌で次々にうつる。特に鼻の入り口にはブドウ球菌などの細菌が多く存在しているので鼻をいじらないようにする。
- 病変が広範囲の場合や全身症状のある場合は，学校を休んでの治療が必要なこともある。しかし，病変部が適切に処置されていれば，登校(園)禁止の必要はない。

(白濱茂穂)

丹毒

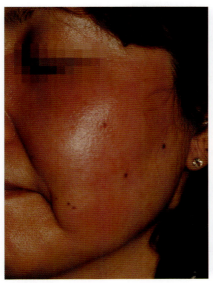

図1 典型像

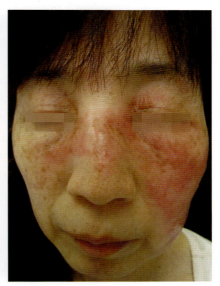

図2 顔全体に拡大した丹毒

なぜひと目で診断できるか？

- 急速に拡大する境界明瞭な深紅色の紅斑（図1）。局所熱感があり，時に圧痛，擦過痛，灼熱感を伴う。
- 発熱，悪寒，倦怠感などの全身症状を伴い突然発症。
- 乳児より高齢者に多く，性差はない。乳児では顔面，陰股部，高齢者では顔面，耳介，下腿に好発。
- 虫刺症，耳介外傷，爪周囲炎，足白癬，下腿潰瘍などの皮膚外傷部からの侵入と考えられるが経路は不明なことが多い。
- 高齢者や糖尿病患者などの免疫力低下例，下肢静脈瘤患者などの循環不全例に好発。
- 同じ部位に習慣性に再発を繰り返す習慣性丹毒の場合は，ほとんどが慢性リンパ浮腫などの基礎疾患を有する。

参考になる皮膚所見

- ピリピリ，ズキズキの前駆痛があまりない。

- 病勢が強いと水疱，膿疱，点状出血を伴うことがある．表面は皮膚が張って硬く光沢がある．辺縁部は扁平に隆起し，毛孔が明瞭になり，オレンジの皮様となる．

診断がついたらどうする？
- 発熱，悪寒，頭痛，局所リンパ節の腫大など全身状態を把握．
- 白血球増加（核左方移動），CRP 上昇，赤沈亢進，ASO，ASK を測定．
- 軽症例では外来での抗菌薬の内服，重症例では入院での点滴治療を行う．
- 主に化膿性連鎖球菌が原因なので，ペニシリン系抗菌薬の内服または注射が第一選択になる．またセフェム系やニューマクロライド系抗菌薬も有効である．
- ショックを伴う場合や重症感がある場合，壊死性筋膜炎を除外しなければならない．
- 下腿の場合，うっ滞性脂肪織炎や血栓性静脈炎，結節性紅斑などが鑑別となる．超音波，血管 MRI などの画像診断が一助となる．
- 皮疹の境界が明瞭でない場合は，鑑別疾患である蜂窩織炎（→ 193 頁）を考慮．蜂窩織炎は丹毒より病変の部位が深く，皮下脂肪織に至るため，深い浸潤を触れ発赤も弱く境界も不明瞭な場合が多いが，両者の鑑別は時に困難．

治療のコツと落とし穴
- 投与 3 日後に症状の改善がみられないときには，診断の再考，薬剤の変更を考慮．
- 再発予防や腎炎の併発も考えて，改善がみられてからも腎炎併発や再発予防のため約 10 日間は抗菌薬を内服．
- 治療が適切でないと，敗血症，髄膜炎，腎炎などを合併して重篤になることがある．
- 壊死性筋膜炎への移行の可能性を念頭に置き，注意深く経過を観察．
- その他，浮腫が著明で水疱を伴う水疱性丹毒，壊死を伴う壊死性丹毒などの病型がある．また，片側性ではなく，しばしば顔面全体に拡大（図 2）．

アドバイス
- 病変部の安静を保ち，冷却する．下肢の丹毒では長時間の立ち仕事，歩行の回避や下肢挙上を行う．十分な抗菌薬投与を行わないと完治せず再燃しやすいので，自己判断で薬剤を中止しないように指導する．
- 習慣性で再発を繰り返す場合は，顔面では弾力のあるマスク，下肢では弾力ストッキングでリンパのうっ滞を改善することも大切．再発の徴候がみられたら早期に治療を開始するようあらかじめ注意しておく．

（白濱茂穂）

蜂窩織炎

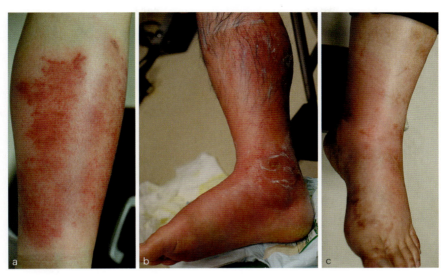

図 1 典型像
(a) 下腿前面の発赤・腫脹，(b) 足首中心の強い発赤・腫脹，(c) 足首のわずかに発赤を伴う腫脹。

なぜひと目で診断できるか？

- 疼痛，熱感を伴う発赤，腫脹で紫斑や水疱を伴うことがある（図1）。
- 下肢に好発。
- 所属リンパ節腫脹やリンパ管炎を伴うことがある。
- うっ滞性皮膚炎や糖尿病を合併することが多く，再発を繰り返すことがある。
- 起炎菌は化膿性連鎖球菌や黄色ブドウ球菌。
- 真皮の浅い部位の感染は丹毒（→191頁）と呼ばれるが，厳密な鑑別は困難。

診断がついたらどうする？

- 血液検査を行い，白血球数や CRP などで重症度を判定。
- 下肢の安静，挙上を保つ必要があるので，その旨患者を指導する。
- 発熱や疼痛が強く，CRP が高い場合は入院設備のある病院へ紹介。

治療のコツと落とし穴

- ペニシリン系や第一世代セフェム系の抗菌薬内服を開始。
- 症状が重いときは入院のうえ，ペニシリン系やセフェム系薬剤を点滴。
- 病変部からの細菌培養は困難。
- MRSA が起炎菌のことがあり，その場合はバンコマイシンなどの抗 MRSA 薬の点滴を行う。
- 糖尿病やリンパ浮腫などの基礎疾患がある場合はそれらの治療も並行して行う。
- 結節性紅斑との鑑別を行う。
- 重症例では壊死性筋膜炎へ移行することがあるので，注意深く観察する。

アドバイス

- ペニシリン系や第一世代のセフェム系薬剤を内服させて 4〜5 日経過しても効果が出ない場合は入院加療を考慮。
- 化膿性連鎖球菌が起炎菌のことが多いが，時に MRSA が起炎菌となることがある。
- 下肢の蜂窩織炎の場合，足白癬などを合併することが多く，フットケアも必要となる。

（池田政身）

17. 細菌感染症

化膿性汗腺炎

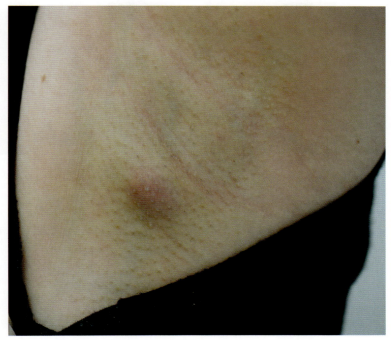

図1 腋窩（Hurley stage Ⅰ）

なぜひと目で診断できるか？

- 腋窩や鼠径部などに好発。
- 肥満や喫煙している患者が多い。
- 初期では膿瘍や丘疹のみで瘻孔なし（Hurley stage Ⅰ）。
- 悪化すると膿瘍を繰り返し，病変が複数となり瘻孔を形成する（Hurley stage Ⅱ）。
- さらに悪化すると瘻孔，排膿，複数の皮下トンネル，瘢痕，疼痛が生じ運動制限も加わる（Hurley stage Ⅲ）。

診断がついたらどうする？

- 初期であれば薬物療法を行うが，病変が進行すれば手術可能な施設へ紹介。

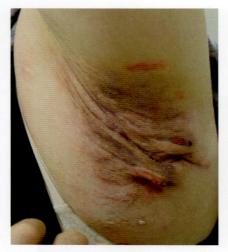
図 2 腋窩（Hurley stage Ⅲ）

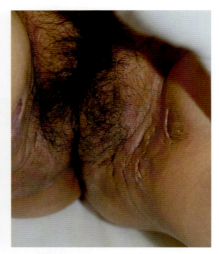
図 3 陰部（Hurley stage Ⅲ）

治療のコツと落とし穴

- 初期であればクリンダマイシン，ミノサイクリン，リファンピシン（保外）などを内服するが内服開始から 4 か月以上経過した場合は効果が期待できない。
- クリンダマイシンの外用。
- 禁煙，減量が有効。
- 病変が進行すればステロイドの局注も効果あるが，限局的。
- 欧米ではアダリムマブ皮下注も用いるがわが国では保険適用なし。
- 瘻孔，皮下トンネル，瘢痕を形成すれば手術（切除＆植皮や皮弁）。

アドバイス

- 化膿性汗腺炎は感染症ではなく，不潔や慢性の刺激などで汗腺に異常をきたす疾患であり，抗菌薬の効果は限局的で，進行すれば手術が必要。

（池田政身）

角質増殖型足白癬

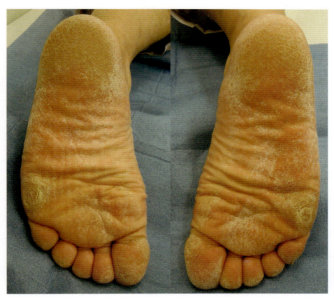

図1 両足底
両足底全体に著明な角質の増殖を認める。

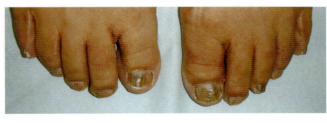

図2 爪白癬(足)
両足趾爪の混濁を認める。

なぜひと目で診断できるか？

- 両踵を主体とした足底全体に角質の増殖を認める(図1)。実際の臨床の場で遭遇する機会はそう多くはない。
- 罹患期間の長い患者が多いため，爪白癬を合併していることが多い(図2)。
- 瘙痒などの自覚症状はないことが多いが，冬季に深い亀裂を生じ，疼痛を主訴に受診することがある。
- 足底角化症とは病変部での菌の存在の有無で鑑別する。

診断がついたらどうする？

- 診断は，直接検鏡法での菌の証明(図3)が必須であるため，足白癬を疑った場合，まずは診断目的に皮膚科の受診を勧める。
- 足白癬の病型は3種類(小水疱型，趾間型，角質増殖型)[1]あり，それぞれ病型により治療内容が異なる。小水疱型，趾間型は外用抗真菌薬の適応となるが，角質増殖型の場合，これに加え内服抗真菌薬が必要となることが多い。
- 内服抗真菌薬は肝機能障害を生じやすいため，慎重かつ定期的な血液検査が必要となる。実際には，テルビナフィン塩酸塩錠(ラミシール®錠)125 mgなどを通常，成人には1日1回食後に経口投与する。期間として約1〜2か月間内服させる[2]。

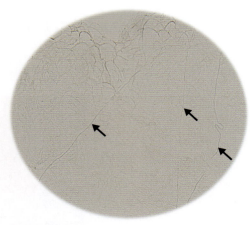

図3 直接検鏡像
細く伸びた菌糸を認める(矢印)。

アドバイス

- 再発や再感染の予防対策が必要。爪白癬を合併している例では，再発予防に爪が完治するまで内服治療を継続する必要がある。
- 健康サンダルや踵の角質除去を目的とするフットケア製品などは，角質増殖の助長や傷を生じさせるため使用を中止させる。

> 文献

1) 望月　隆：細菌・真菌性疾患，皮膚糸状菌症(白癬)，足白癬，玉置邦彦(編)：最新皮膚科学大系 14，pp206-209，中山書店，2003
2) 渡辺晋一，他：皮膚真菌症診断・治療ガイドライン．日皮会誌 119，851-862，2009

(竹田公信)

爪白癬

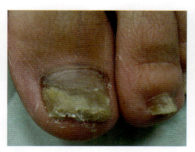

図1 遠位側縁爪甲下爪真菌症(DLSO)
爪甲が遠位から混濁し肥厚している。

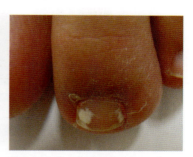

図2 表在性白色爪真菌症(SWO)
爪甲表面が白濁している。

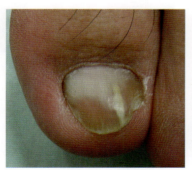

図3 近位爪甲下爪真菌症(PSO)
爪甲近位部が白濁している。この症例では楔状の混濁も併存している。

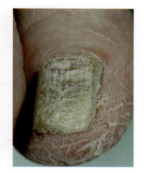

図4 全異栄養性爪真菌症(TDO)
爪甲全体が肥厚・混濁し,脆くなっている。

なぜひと目で診断できるか？

- 爪甲が混濁したり肥厚したりする。
- 爪甲の混濁のパターンで病型分類される[1]。

  ①爪甲の肥厚や混濁が遠位や側面から始まる遠位側縁爪甲下爪真菌症(distal and lateral subungual onychomycosis；DLSO, 図1)

  ②爪甲表面だけが白濁する表在性白色爪真菌症(superficial white onychomycosis；SWO, 図2)

  ③爪甲の近位部から混濁が始まる近位爪甲下爪真菌症(proximal subungual ony-

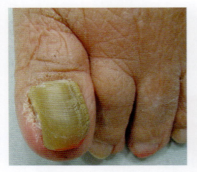
図5 厚硬爪甲

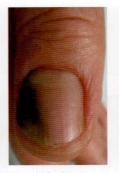
図6 緑色爪

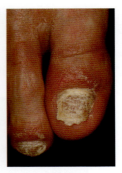
図7 尋常性乾癬

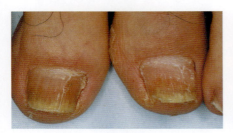
図8 掌蹠膿疱症

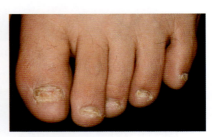
図9 扁平苔癬

chomycosis；PSO，図3）
④爪甲全体に病変が及び爪甲が肥厚し脆弱化した**全異栄養性爪真菌症**（total dystrophic onychomycosis；TDO，図4）

発疹の診断で留意すること
- 足白癬や爪白癬に酷似する白癬以外の疾患は多数あるので，見た目の判断は禁物[2]。
- 皮膚科医でも視診のみで正確に診断することは困難。
- 真菌学的検査が必須。

爪白癬に類似した爪病変
- 厚硬爪甲（図5）や爪甲鉤彎症，緑色爪（図6），尋常性乾癬（図7）や掌蹠膿疱症（図8），扁平苔癬（図9）の爪病変，爪疥癬など，爪白癬に類似した爪疾患は多数あるため，臨床像だけからの診断は困難。

■厚硬爪甲
- 多くの場合，加齢による。爪甲が肥厚して，透明度は下がっているが，いわゆる白濁はない。

■**緑色爪**
・爪甲下への緑膿菌の感染症である。

■**乾癬の爪病変**
・表面が大部分は粗糙となっており，全体に黄色がかった爪甲下の角質増殖をきたしている。爪囲にも鱗屑をつける紅斑がみられ，乾癬の病変である。

■**掌蹠膿疱症の爪病変**
・爪甲表面の軽度の粗糙化，遠位の黄色の爪甲剥離がみられる。

■**爪扁平苔癬の爪病変**
・爪甲が菲薄化，粗糙化し，一部では爪甲下角質増殖もみられる。すべての爪甲に同様の変化をきたしている点で，爪白癬のような外因性のものよりも，内因の疾患による爪病変を考える手がかりとなる。

発疹の診断に必要な検査

・皮膚真菌症の診断においては，病変部に真菌が存在することを証明しなければならない。
・検査として鏡検が最も頻用されている[1,2]。
・検体をスライドグラスに乗せ，KOH水溶液(ズーム®など)を滴下し，検体を溶解して顕微鏡で観察する。鏡検で菌糸や分節胞子が観察される。
・検体採取部位が重要。爪白癬では混濁部と正常部の境界から病爪を採取する。
・爪の検体をしっかり溶解するためには細かく砕くことがポイント。

診断前にしてはいけないこと

・抗真菌薬を先に使うと，菌要素が激減し，検出率が非常に低下してしまい，正確な判断が困難となるので，診断前に薬は使ってはならない[1]。
・抗真菌薬を既に使用していて，爪白癬を疑うものの，検査で菌要素が検出できない場合，爪白癬ではないと即断せず，抗真菌薬を中止し，1か月ごとに検査を繰り返す。間隔をあけて複数回陰性でなければ爪白癬を否定できない。

診断がついたらどうする？

・爪白癬の病型と重症度を確認する。
・爪白癬の治療においては，病型と重症度により治療薬が異なる。
・爪白癬の治療は抗真菌薬内服が基本である。
・例外としてSWO型では外用抗真菌薬のほうが経口抗真菌薬より効果が高い。
・DLSOの軽～中等症では外用抗真菌薬でもある程度治癒が期待できるが，経口抗真菌薬と比較して，治療期間は長く治癒率は低くなる。

- その他の多くの症例では外用療法のみの治療は困難で，経口抗真菌薬を用いる。
- 爪白癬に関してはテルビナフィンとホスラブコナゾール L-リシンエタノール付加物がイトラコナゾールよりも優れ，第一選択である。
- 外用抗真菌薬の治癒率は経口抗真菌薬よりも低く，治療期間も長期に及び，また薬価も高いため，その適応はしっかりと吟味し，前述のような外用抗真菌薬の適応となる病型・重症度と，併存疾患などで経口抗真菌薬が使用できない症例に限定する。
- 各薬剤，特に経口抗真菌薬を使いこなせない場合は皮膚科医へ紹介する。

爪白癬の処方

①ホスラブコナゾール L-リシンエタノール付加物(ネイリン®，ラブコナゾールとして100 mg) 1回1カプセル　1日1回　食事に関係なく内服可能　12週間連日投与
②テルビナフィン(ラミシール®)錠(125 mg)　1回1錠　1日1回　食後内服
③イトラコナゾール(イトリゾール®)カプセル(50 mg)　1回4カプセル　1日2回　朝夕食直後内服〔1週間内服，3週間休薬を3回繰り返す(パルス療法)〕
④ルリコナゾール(ルコナック®)爪外用液　1日1回　塗布
⑤エフィナコナゾール(クレナフィン®)爪外用液　1日1回　塗布

アドバイス

- 足白癬は感染患者から脱落した鱗屑が足底の皮膚に付着することによって感染して生じ，その足白癬を放置することにより爪に感染して爪白癬となる。
- 早期に足白癬を治療することが，爪白癬の予防につながる。また，爪白癬の診断の際に，足も検査を行い，足白癬の診断が確定したら，足白癬の治療も行う。ここまで行って完璧な治療といえる。

文献
1) 常深祐一郎：病原微生物 白癬菌．感染症内科 2：626-633，2014
2) 常深祐一郎：爪 爪の異常 爪白癬と鑑別が必要な爪の異常は？　皮膚臨床 53：1568-1575，2011

(常深祐一郎)

COLUMN

白癬菌抗原キット

常深祐一郎

　新規の診断法として白癬菌抗原キットが登場した。本キットはイムノクロマト法（インフルエンザなどの診断キットと同様）で検体中の白癬菌抗原を検出する。検査手技が簡便で，特殊な機器を必要とせず，結果の判定が肉眼で簡便かつ迅速にできる。

　本キットは爪白癬の診断において特に有用性が高い。爪白癬に対して臨床性能試験を行い，2016年3月爪白癬の診断補助のための体外診断用医薬品として承認された。爪白癬の鏡検では，溶解に時間がかかり不十分になりがちなことや，菌要素が典型的な菌糸でないなどの理由により，見落としやすくなる。本キットは抗原を検出するため，菌要素が変形している場合や胞子が主な場合など，形態学的診断方法である鏡検で見落としやすい場合にも検出できる。また，鏡検では特に爪甲は十分溶解しなければ観察できないが，本キットの抽出液は効率よく抗原を溶出する。爪白癬を疑うも鏡検で菌要素を見つけられないときに，本キットによる検査を行い陽性であれば，再度鏡検を行うことで見落としを減らせる。また，鏡検も本キットも陰性であれば爪白癬ではないと判断できる。さらに，鏡検のできない医療現場では視診のみで白癬と診断して治療がなされていることが少なくないが，本キットで陰性の場合白癬治療を行わないようにすれば，無駄な治療や医療費を減らすこともできる。

文献

1) 常深祐一郎：白癬菌抗原キット．Med Mycol J 58：J51-J54，2017
2) 常深祐一郎：爪白癬　白癬菌抗原キット．皮膚臨床 59：1039-1043，2017

癜風

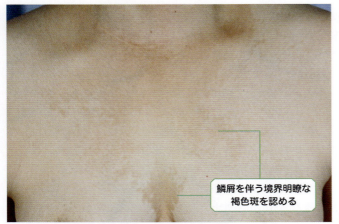

鱗屑を伴う境界明瞭な褐色斑を認める

図1 黒色癜風

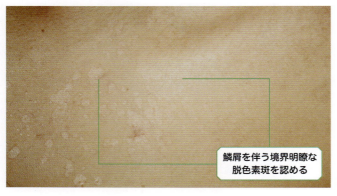

鱗屑を伴う境界明瞭な脱色素斑を認める

図2 白色癜風

なぜひと目で診断できるか？

- 特徴的な粃糠疹様の鱗屑を伴う境界明瞭な褐色斑(黒色癜風, 図1)，あるいは脱色素斑(白色癜風, 図2)を主に前胸部の脂漏部位に認める．一見，鱗屑がないのに，表面をこすると意外に多くの鱗屑を認める(かんな屑現象)．また，セロハンテープでのストリッピングでは，皮疹部のみ鱗屑が取れ，テープに白く付着する．
- 皮脂分泌量の多い20〜30歳代に好発し，高齢者や小児では少ない．
- 高温多湿の夏季に好発し，再発を繰り返すことが多い．

発疹の診断で留意すべきこと

- 鱗屑の直接検鏡法(パーカーインクKOH染色)で多数の太く短い菌糸と胞子がみられる(図3)。
- 癜風の診断では直接検鏡法で菌糸を証明することが必須。そのため,癜風を疑った場合,まずは皮膚科医へ相談することが望まれる。

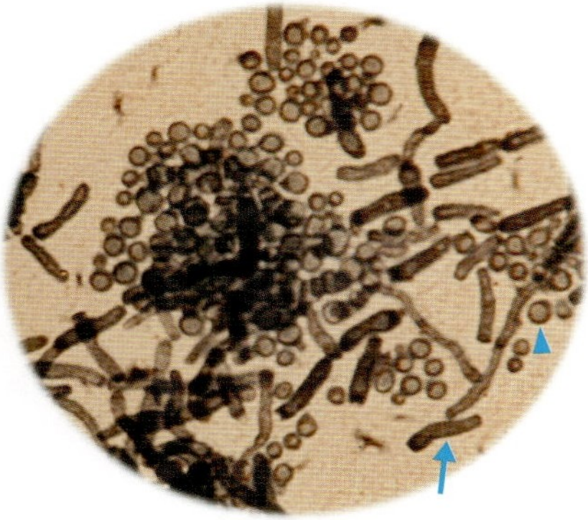

診断がついたらどうする？

■局所療法

- 主にイミダゾール系外用抗真菌薬を用いる。
- ケトコナゾール外用剤(ニゾラール®クリーム／ニゾラール®ローション)を1日1回,単純塗布。あるいはルリコナゾール(ルリコン®クリーム)を1日1回,単純塗布。通常,約2週間の外用で治癒する。

■全身療法

- 主にイミダゾール系内服抗真菌薬を用いる。
- 病変が広範囲な場合や外用抗真菌薬で効果を示さない場合,皮膚真菌症診療ガイドラインでは,有意差はつかないが,1日100 mgの投与を推奨している[2]。イトラコナゾールカプセル(イトリゾール®カプセル)200 mgを1日1回,食直後に5日間経口投与[1]。
- ただし,イトラコナゾールは肝機能障害を生じる可能性があること,また併用禁忌薬が多いことより,定期的な血液検査と投与前の十分な薬歴の聴取が必要。

図3 直接検鏡像(パーカーインクKOH染色)
青黒色に染色された多数の太く短い菌糸(→)と胞子(▶)を認める。

アドバイス

- 外用抗真菌薬が早期に反応し,いったん治癒に至るが,夏季に再発しやすい。また,治癒後も色素斑や脱色素斑が残存することが多い。これらを治療前に患者に説明しておくとよい。
- 日常生活では,運動などで大量の発汗を生じた際,早めにシャワーなどで汗を洗い流すよう指導する。
- 入浴時の市販の硝酸ミコナゾール含有ボディソープの使用は再発予防が期待できる。

文献

1) 鈴木陽子:癜風,渡辺晋一,他(編):皮膚疾患最新の治療2017-2018,p194,南江堂,2017
2) 望月隆,他:日本皮膚科学会皮膚真菌症診療ガイドライン2019,日皮会誌129:2639-2673,2019

(竹田公信)

マラセチア毛包炎

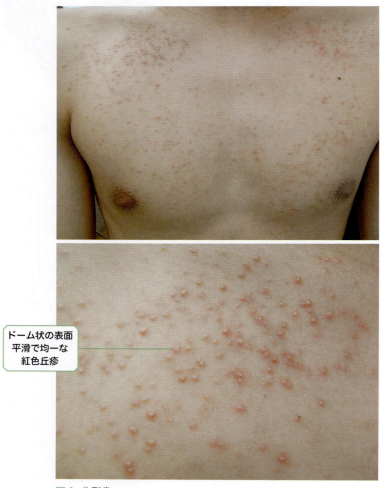

図1 典型像
ドーム状の表面平滑で均一な紅色丘疹が胸骨部，肩，肩甲骨部に均一に多発。

（吹き出し）ドーム状の表面平滑で均一な紅色丘疹

なぜひと目で診断できるか？

- 皮脂分泌の盛んになる思春期以降に，胸部や背部に好発。

- ドーム状の表面平滑な均一な紅色丘疹が胸骨部，肩，肩甲骨部に均一に多発(図1)[1]。
- 膿疱はないかあってもわずかであり，面皰はない。

発疹の診断に際して必要なこと
- 皮膚真菌症の診断においては病変部に真菌が存在することを証明することが必須。
- マラセチア毛包炎では丘疹の内容物を圧出する。
- 染色液〔ズームブルー®や酸性メチレンブルー(各施設の自作)〕で染色して鏡検すると，小型の胞子が多数みられる[1]。

発疹の診断で留意すること
- 尋常性痤瘡との鑑別が重要。
- 尋常性痤瘡では，面皰，紅色丘疹，膿疱，瘢痕，囊腫と多彩な個疹が混在するが，マラセチア毛包炎では面皰はなく，膿疱もほとんどなく，ほぼ紅色丘疹のみで単調である。分布も均一である。
- 尋常性痤瘡ではあまりみられない肩にも皮疹がみられ，胸部から背部にかけて連続することもある。
- ステロイド痤瘡は臨床像や分布がマラセチア毛包炎と類似しており，ステロイド痤瘡はステロイド投与(特に全身投与)によって生じたマラセチア毛包炎であるという考え方もある。

診断がついたらどうする？
- マラセチアに対しては，外用抗真菌薬では，ルリコナゾール，ラノコナゾール，ネチコナゾール，アモロルフィン，ケトコナゾールの効果が高いが，毛包内へは薬剤の到達が悪いため，基本的には経口抗真菌薬が必須。イトラコナゾール(1回100 mg　1日1回　食直後内服)を使用する。
- 経口抗真菌薬を使いこなせない場合は皮膚科医へ紹介。

アドバイス
- マラセチア属は好脂質性であり，脂漏部位皮膚や毛包の常在真菌で再発も多いので，そのことを患者に説明しておく。

文献
1) 常深祐一郎：皮膚真菌感染症 白癬・カンジダ症・マラセチア感染症・深在性真菌症．整・災害 58：1593-1602, 2015

（常深祐一郎）

スポロトリコーシス

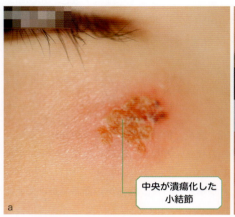
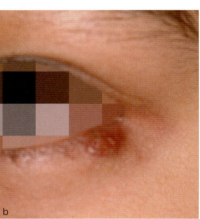

図1 典型像

a （中央が潰瘍化した小結節）

なぜひと目で診断できるか？

- 医療機関を受診する際には中央が潰瘍化した小結節のことが多い。その臨床像を経験すれば容易に本症を疑うことが可能。
- 皮疹は紅色の浸潤を有する丘疹で始まり，次第に拡大して小結節となる(図1)。さらに増大すると中央部が自壊し，浅い潰瘍となる。また，表面に鱗屑や痂皮を付し，滲出を伴うことも多い。特に眼瞼周囲では肉芽腫様外観を呈することが多く注意が必要。
- 皮疹が単発する限局型(固定型)とリンパ管の走行に沿って皮疹が飛び石状に多発するリンパ管型に分けられる。

発疹の診断で留意すべきこと

- 本症は温帯から熱帯地方などの高温多湿の地域に多く発症し，地域差があることが知られている。過去の統計によると上記条件を満たす九州・四国地方や関東北部に多く，土壌と直接接触する機会の多い農業・林業従事者とともに，土遊びをする小児にも好発。
- 診断は，病理検査に加え Sabouraud ブドウ糖寒天培地やポテトデキストロース寒天培地を用い，*Sporothrix schenckii* を分離し確認。

・ただし，小児例では顔面発生例が多く，皮膚生検の同意が得られない場合も多い。そのような例では鱗屑・痂皮や滲出液を複数箇所培養するほか，それらをスライドグラス上に塗抹し，PAS 染色で胞子を確認する。また，スポロトリキン反応も診断の一助となる。

診断がついたらどうする？

・本症は深在性真菌症であるため外用療法は無効。治療は内服療法を選択する。
・第一選択薬となるのはヨウ化カリウムである。現在のところスポロトリコーシスに対する保険適用はなく，作用機序も明らかではないが，本薬による治療法は経験的に半ば確立されていて高い有効性が得られる。
・限局型には外科的切除も行われる。また，温熱療法も有効。

アドバイス

・深在性真菌症であるので，抗真菌薬内服療法が適応となるが，ヨウ化カリウムのほうが有効性は高い。
・アゾール系抗真菌薬のうち，スポロトリコーシスに有効性が高いのはイトラコナゾール（イトリゾール®カプセル）であり，1 日 5 mg/kg を連日投与する。本薬は欧米では第一選択薬と位置づけられ，スポロトリコーシスに対し保険適用を有しており試みてもよい。

（安部正敏）

梅毒
①初期硬結

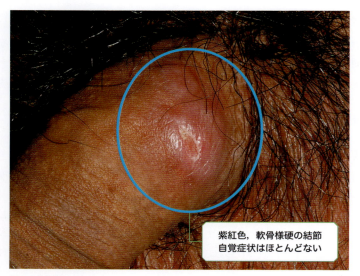

紫紅色，軟骨様硬の結節
自覚症状はほとんどない

図1 典型像

なぜひと目で診断できるか？
- 軟骨様の硬さを呈する小豆大から母指頭大の丘疹や結節。
- 疼痛などの自覚症状が少ない。
- 性行為による接触が多い陰部を中心にみられる。
- 男性では冠状溝，包皮，亀頭部，女性では大小陰唇，子宮頸部に多い。
- 通常，感染から1か月前後で出現。
- 所属リンパ節の腫脹も伴うことが多い。
- これらの第1期疹は放置していても2〜3週で消褪する。

参考になる皮膚所見
- 初期硬結の後に，中心が潰瘍となる硬性下疳が生じる。

診断がついたらどうする？
- 他の性行為感染症であるB型肝炎ウイルス，HIV感染もチェックする。

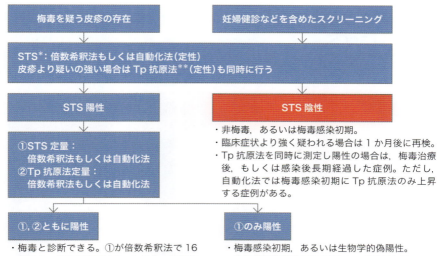

図2 梅毒血清反応の見かた

- 治療の第一選択は耐性の報告がないペニシリンであるが、ペニシリンアレルギーがある場合、治療期間に迷う場合などは治療経験が豊富な皮膚科医へ紹介。

発疹の診断で留意すべきこと

- 診断においては病変(主に皮膚，粘膜)から滲出液などのスメアを行い，PCR法など核酸増幅検査を行うことが望ましい。
- ただし、PCR法の保険適用はまだなく、現時点では血清抗体にて診断することが一般的。

アドバイス

- 第1期梅毒では、梅毒血清反応の非トレポネーマ脂質抗体〔わが国ではRPRカードテスト(rapid plasma regain card test)が用いられる，図2〕陰性の場合もあるため、明らかな初期硬結を認める場合は1か月後に再検査を行う。

(松尾光馬)

梅毒
②ばら疹

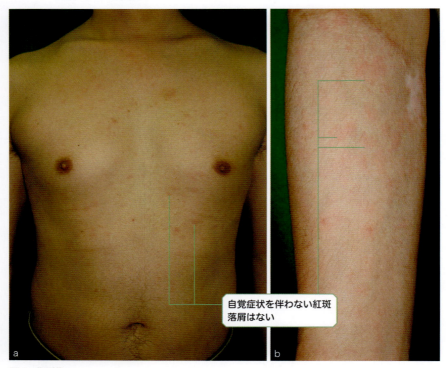

自覚症状を伴わない紅斑
落屑はない

図1 典型像

なぜひと目で診断できるか？
- 爪甲大までの淡紅色斑が体幹を中心に四肢に散在性にみられる。
- 自覚症状はない。治療をせずとも数週間で消褪する。
- 感染から1〜3か月でみられることが多い。

発疹の診断で留意すべきこと
- 薬疹やGibertばら色粃糠疹などと要鑑別。
- 薬疹では薬剤内服歴，好酸球数なども参考になる。
- Gibertばら色粃糠疹では，体幹を中心に鱗屑を伴う紅斑がクリスマスツリー様に

出現。
- ただし実際には梅毒の皮疹と臨床所見から鑑別することは困難。
- 皮膚生検は皮疹部の梅毒トレポネーマを顕微鏡で観察できるため有用。

診断がついたらどうする？

- 梅毒の病勢は RPR によってなされる。
- RPR が治療前値の倍数希釈法では 1/4（例：64 倍→16 倍），自動化法では概ね 1/2 に低減していれば治癒と判定する。
- 自動化法は自動分析器で抗体価を測定する方法で，結果は連続実数値で示される（例：10.5 R.U，28.8 TU など）。
- 効果判定は同じ検査キットを用いて行う。
- 治療を十分な期間行っても RPR の低減がみられない場合は，治療経験の豊富な医師にコンサルトする。

アドバイス

- 全身に散布された梅毒トレポネーマによる症状であるため，皮疹は非常に多彩。
- 手掌，足底に紅斑，局面を認める場合には梅毒を疑う。
- 丘疹，肉芽腫，脱毛などの皮膚症状以外にも，全身症状として精神神経症状，肝炎，腎炎なども生じる。
- 第 1 期梅毒の皮疹（→ 210 頁）が同時にみられることもある。
- 現在，年間報告例は 5,000 名を超え，急増している疾患であり，常に梅毒を念頭におき血清抗体価のチェックが必要。

（松尾光馬）

チャドクガ皮膚炎

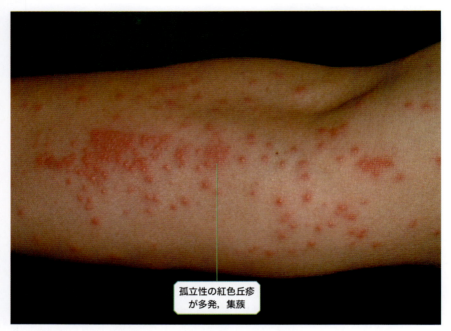

孤立性の紅色丘疹が多発，集簇

図1 典型像

なぜひと目で診断できるか？

- かゆみの強い孤立性の紅色丘疹が多発，集簇する特徴的な臨床像(図1)。
- 皮疹が集簇する部位と，散在する部位がある。
- 全身状態は基本的には良好である。

参考になる皮膚所見

- 皮疹は左右非対称性に分布する。
- 個々の皮疹の大きさや臨床像には体質による個人差がある。

診断がついたらどうする？

- 強いランク(very strong 以上)のステロイド外用薬を処方する。

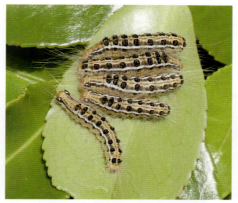

図2 チャドクガ幼虫

・かゆみが強い場合は非鎮静性の抗ヒスタミン薬を併用する。

治療のコツと落とし穴
・外用薬の基剤は塗り心地のよいクリームかローションを選択する。
・幼虫の体表面から脱落して衣類に付着した毒針毛（長さ約 0.1 mm で肉眼では見えない）が皮膚に触れることで新たな皮疹が次々と現れることがある。

アドバイス
・チャドクガ幼虫（図2）が発生する時期（5～6月，8～9月）に症例が多発するが，患者の多くが毛虫との接触を認識していない。幼虫が生息するツバキやサザンカとの接点を問診すると参考になる。
・時には，チャドクガ成虫との接触で皮膚炎を起こすこともある。

文献
夏秋　優：Dr. 夏秋の臨床図鑑　虫と皮膚炎．学研メディカル秀潤社，2013

（夏秋　優）

疥癬

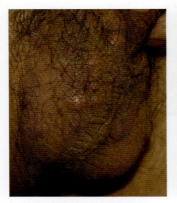

図1 陰嚢部の赤褐色の結節

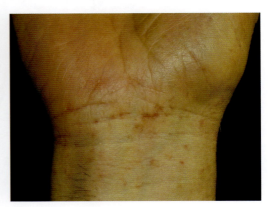

図2 手首の小丘疹

なぜひと目で診断できるか？

- 男性の陰嚢部では赤褐色の結節がみられることが多く(図1)，他の疾患ではみられない特徴的な皮疹である。
- 指，手首，腋周囲，下腹部などを中心に小丘疹が多発する(図2)。
- 指間部や手掌，手首では疥癬トンネル(長さ5mm程度の白色調線状皮疹)を認める(図3)。
- 患者の家族や介護者などにも同様の皮疹を生じていることが多い。

参考になる皮膚所見

- かゆみは夜間に増強する傾向にあり，各所に掻破痕を認める。
- 手掌ではしわに一致して角層が剝離している部分を認めることがあり，ルーペやダーモスコピーで拡大すると角層下のヒゼンダニ虫体が透見できる(図3)。

診断がついたらどうする？

- 治療にはイベルメクチンの内服薬，ないしフェノトリンの外用薬を用いる。
- かゆみが強い場合は非鎮静性の抗ヒスタミン薬を処方する。
- 寄生するヒゼンダニの少ない疥癬(通常疥癬)は外来通院で治療できる。
- 多数のヒゼンダニが寄生している重症型(角化型疥癬)は感染力が強いので，個室管

理をして感染予防対策を実施する必要がある。
・角化型疥癬では過剰な角質の除去と，イベルメクチン内服，フェノトリン外用のいずれか，または併用療法を考慮する。

治療のコツと落とし穴

・イベルメクチンは空腹時に1回投与し，必要があれば1週間後に2回目を投与する。
・フェノトリンは全身に1回塗布して翌日に洗浄，1週間後に再度塗布する。
・外用薬は手指や手掌，腋，陰部などには特に念入りに塗布する必要がある。
・疥癬の診断はしばしば困難であり，疥癬と気づかずに瘙痒性皮疹に対してステロイド外用薬を処方すると悪化する。

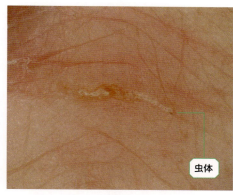

図3 手掌の疥癬トンネルのダーモスコピー所見

アドバイス

・患者が介護中の高齢者の場合，家族や介護施設職員にも感染していることが多く，関係者を迅速に診察して同時に治療する必要がある。特に角化型疥癬を見逃すと集団発生につながるので注意が必要である。
・疥癬は正しく診断し，徹底した治療を行うことが必要なので，疥癬が疑われた場合は皮膚科医に診断や治療を委ねることが望ましい。

文献

石井則久，他：疥癬診療ガイドライン第3版．日皮会誌 125：2023-2048，2015

（夏秋　優）

20. 虫による皮膚疾患

ケジラミ症

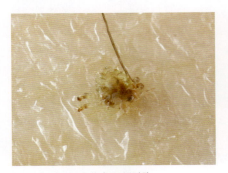

図1 ケジラミ虫体（下が頭部）

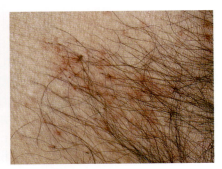

図2 陰部の紅色丘疹

なぜひと目で診断できるか？
- 陰毛の根本にケジラミ虫体(図1)が確認できる。
- 陰毛にはケジラミの卵が付着する。

発疹の診断で留意すべきこと
- 陰部に紅色丘疹を認める例(図2)もあるが皮疹が目立たないこともある。
- 虫体は腋毛，胸毛，睫毛などに付くこともある。

診断がついたらどうする？
- フェノトリン製剤(シャンプー，粉剤)で適切に処置するよう指示する。
- かゆみが強い場合は非鎮静性の抗ヒスタミン薬を処方する。

治療のコツと落とし穴
- 薬剤は薬局で購入させ，使用上の注意に従って正しく用いる。
- 他の性感染症の合併に注意を払う。

アドバイス
- 性行為のパートナーにも感染していることが多く，同時に治療する必要がある。

（夏秋　優）

糖尿病に伴う皮膚症状

図1 前脛骨部色素斑

図2 脂肪類壊死症

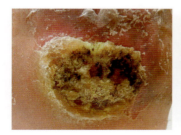

図3 VSLDN

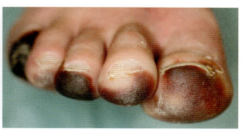

図4 糖尿病性水疱・壊死

なぜひと目で診断できるか？

■前脛骨部色素斑

・文字どおり脛骨の前面にみられる小型の茶褐色調を呈する色素斑である（図1）。自覚症状は伴わない。

■脂肪類壊死症

・皮疹の出現部位は，男女とも約9割が下腿伸側であり，時に大腿にも発生。皮疹は境界明瞭な萎縮性硬化局面を呈する（図2）。中央部は黄褐色調を帯び，毛細血管拡張を伴い，全体として光沢を有する。臨床所見からは限局性強皮症（モルフェア）

を鑑別する必要がある。時に潰瘍化することもある。
・糖尿病発症に先行する場合があり注意を要する。

■verrucous skin lesions on the feet in diabetic neuropathy(VSLDN)
・主として足底など，荷重部に好発する中心部に潰瘍を伴う疣状局面（図3）。周囲より軽度隆起し，周囲部には著明な乳頭腫がみられる。

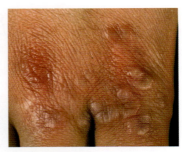

図5 環状肉芽腫

■糖尿病性水疱・壊死
・軽微な外傷などを契機として生ずる水疱や手指，足趾などにみられる壊死，潰瘍（図4）。水疱は比較的小型であるが，その後，水疱蓋が破れて潰瘍化する場合もある。
・手指や足趾の潰瘍は時にミイラ化する場合などもみられる。

■環状肉芽腫
・環状肉芽腫は臨床的に限局型，播種型，穿孔型，皮下型，紅斑型などに分けられる。皮疹は，丘疹ないしは小さな結節が生じた後，遠心性に拡大する。最終的には，丘疹が環状に配列して堤防状に隆起する（図5）。色調は淡紅色から淡褐色調を呈するが，皮膚常色の場合もある。

診断がついたらどうする？

・皮膚症状から糖尿病を疑った場合には，耐糖能異常の有無を精査する。そのうえで，糖尿病の疑いが濃厚となった場合には，内分泌代謝内科に紹介し，血糖コントロールを行う。
・糖尿病にみられる皮膚病変は，糖尿病による微小循環障害や神経障害が原因となる。血糖コントロールが重要になるため，皮膚症状に対する治療とともに血糖コントロールを行う。

アドバイス

・糖尿病の皮膚病変はこれ以外にも多数の症状がみられる。たとえば，皮膚瘙痒症や乾皮症，あるいは表在性皮膚真菌感染症などがみられるが，これらは糖尿病患者以外にも多数みられるため，即糖尿病を疑うことは難しい。ただし，これらの患者に遭遇した場合には，本項に提示した糖尿病を強く示唆する皮膚症状をチェックすることで，糖尿病患者をピックアップすることが可能となる。

（安部正敏）

透析に伴う皮膚症状

21. この発疹を一発診断できますか？

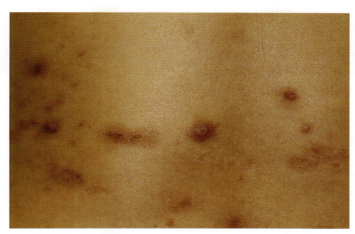

図1 後天性穿孔性皮膚症

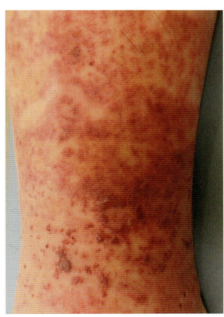

図2 透析アミロイドーシス

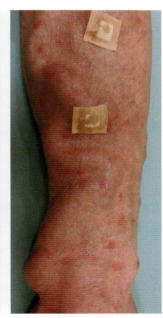

図3 接触皮膚炎

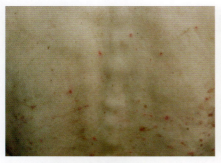 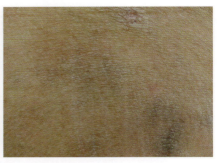

図4 掻破痕を伴う皮膚瘙痒症　　　　図5 ドライスキン

なぜひと目で診断できるか？

■後天性穿孔性皮膚症
・四肢や体幹に，角栓を有する小豆大程度の硬い褐色調を呈する丘疹や結節が多発（図1）。これは外傷などにより，変性した真皮成分を経表皮的に排出するためであり，透析患者では比較的よくみられる症状である。

■透析アミロイドーシス
・皮膚の真皮上層におけるアミロイドの沈着により，紅斑，丘疹，紫斑，皮下結節や巨大舌など様々な皮膚症状を呈する（図2）。長期血液透析患者にみられ，血液透析で除去されにくいアミロイドの前駆蛋白である β_2-ミクログロブリンが沈着する。この他，手根管滑膜や関節，心臓，血管，消化管にも沈着。

■接触皮膚炎
・シャント部や穿刺部において，小型の湿疹病変がみられることがあり注意を要する。穿刺による刺激や，固定法とその剝離に加え，時に消毒薬や薬剤などによる接触皮膚炎が生ずる（図3）。掻破により二次感染を生ずることもある。早期から適切なレベルのステロイド外用薬を用いるとともに，皮膚剝離刺激の少ない固定材を用いる。

■皮膚瘙痒症
・皮膚症状がみられないにもかかわらず，瘙痒を訴える。汎発性皮膚瘙痒症と限局性皮膚瘙痒症に分類されるが，透析患者でみられるのは前者である。疾患の定義から，皮疹がみられないのが原則であるものの，掻破痕などは二次的に生ずる（図4）。本症はミクロレベルでのドライスキンが原因と考えられている。

■ドライスキン（乾燥肌）
・皮膚の保湿能を担う部位は表皮であり，3つの因子が深く関係する。すなわち，表面の皮脂膜，表皮細胞間の天然保湿因子，同じく表皮細胞間のセラミドであり，透析患者ではこれらが減少する結果ドライスキンとなる（図5）。皮脂膜は，脂腺由来

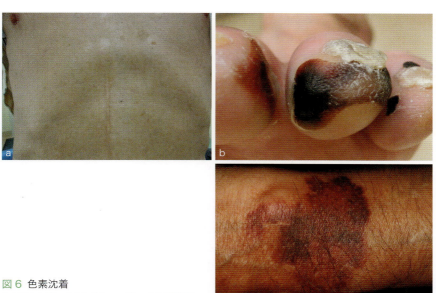

図 6 色素沈着
(a)びまん型, (b)Addison 型, (c)肝斑型

のトリグリセライド，スクアレン，ワックスエステルなど，細胞膜由来のコレステロールエステル，遊離コレステロールなど，細胞間由来の脂肪酸，スフィンゴ脂質などが主成分として，外界からの遮断作用を発揮する．天然保湿因子は，ケラトヒアリン顆粒から生ずるアミノ酸とアミノ酸代謝産物，糖，ペプチド，無機塩などにより作られる．水分子と結合し，保湿能を発揮する．セラミドは，角質細胞間脂質であり，サンドイッチ状の構造で水を蓄え保湿能を発揮する．

■色素沈着
・透析患者では色素沈着が少なからずみられる．色素沈着はびまん型(図 6a)，Addison 型(図 6b)，肝斑型(図 6c)に分類される．透析患者の色素沈着は注意して観察すると，様々な色調が混在した所見がみられる．この事実は，成因が単一でないことを示唆しており，色素沈着は透析導入によるものではなく，慢性腎不全が原因と推察されている．

診断がついたらどうする？

・透析に伴う皮膚障害は患者の QOL を大きく損うものであり，なかでも瘙痒制御は薬物療法のみではなく，予防や生活指導など多岐にわたるアプローチが必要．
・血液透析患者に生ずるかゆみには，中枢性と末梢性の 2 つのかゆみの機序があることはよく知られている．前者は，血液透析患者の血漿中の β-エンドルフィンに

より，オピオイドμ受容体の活性化による機序が推定されており，既にオピオイドκ受容体作動薬が臨床応用され高い効果を挙げている．一方後者は，皮膚局所におけるかゆみであり，その制御には外用薬だけでなく，透析患者皮膚の病態生理に応じた対応が必要．
- 透析患者における皮膚の問題点として，乾燥，発汗低下，pH上昇，カルシウムの沈着，マグネシウムの沈着，リンの沈着，神経ペプチドの異常などが挙げられる．
- このほか稀ではあるが，晩発性皮膚ポルフィリン症がみられることがある．本症は，春から夏にかけて，顔面や手背などの日光露出部位に水疱が多発．その後皮疹は軽度の瘢痕や萎縮，色素沈着となり治癒するが，これを繰り返す．肝臓におけるウロポルフィリノーゲンデカルボキシラーゼ活性低下により，ウロポルフィリンが皮膚に蓄積するために皮疹が生じ，血液透析が誘因となる．また，連続性携行性腹膜透析(continuous ambulatory peritoneal dialysis；CAPD)は血球破壊がないため貧血が起こりにくいことが知られているが，反面血清鉄が増加する傾向にあるため注意が必要．診断には，ウロポルフィリン，コプロポルフィリンの尿中および糞便中の排泄増加を確認する．
- また，皮膚石灰沈着症を伴うことも少なくない．皮膚に多量のカルシウムが沈着することで黄白色調を呈する硬い結節がみられる．

アドバイス

- 透析患者には症状の程度はあれど，ドライスキンがみられ，これが大きな皮膚トラブルの原因となる．常日頃から保湿を図るとともに，生活環境を整えることを含めて"スキンケア"と捉えたい．近年の気密性の高い住居とエアコンディショニングの完備という生活環境の変化や，清潔概念の普及による石鹸(特に液体石鹸)の過度な使用は，さらなるドライスキンの増加を促している．
- 対策としては，理論上，①皮脂膜，②天然保湿因子，③セラミドを補えばよく，モイスチャライザー(水分と結合)効果およびエモリエント(被膜をつくる)効果をもった保湿薬を用いるとよい．ただし，これらほとんどは市販品であるものが多く，商品によっては高価である．

（安部正敏）

悪性腫瘍に伴う皮膚症状

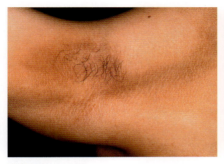

図1 黒色表皮腫

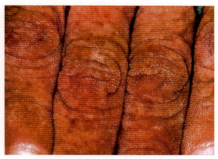

図2 黒色表皮腫

なぜひと目で診断できるか？

■黒色表皮腫
- 何らかの基礎疾患（胃癌が重要）の存在により，表皮増殖因子作用を有する物質が表皮を増殖させることにより生じる。
- 機械的刺激も発症に関与すると考えられる。
- 頸部，腋窩，鼠径部などに角質増殖により皮野形成が著明な黒褐色皮疹が出現する（図1,2）。触れるとざらざらしており，一見汚い外観を呈する。
- 原因によって次の3型に分類する。

1）悪性型
- 悪性腫瘍を合併し，全体の約7割を占める。内訳では胃癌が最も多く，約9割に及ぶ。

2）良性型
- 糖尿病などの内分泌障害や種々の先天異常が関係する。

3）仮性型
- 肥満による。

■ Leser-Trélat 徴候
- 高齢者にできるイボとも呼ばれる良性腫瘍である脂漏性角化症が短期間に全身に多発し，瘙痒を有する場合に本症を疑う（図3）。
- 腫瘍そのものは良性であるが，胃癌，大腸癌，悪性リンパ腫などを疑う根拠となる。

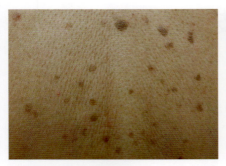

図3 Leser-Trélat 徴候

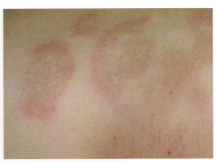

図4 遠心性環状紅斑

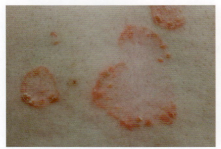

図5 匐行性迂回状紅斑

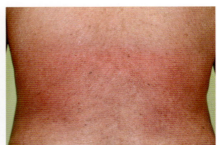

図6 腫瘍性紅皮症

■**遠心性環状紅斑**
- 紅斑が生じ次第に周囲へ拡大する．中心治癒傾向があり環状となる．周囲は軽度堤防状に隆起し，時に融合して連圏状もしくは地図状となる（図4）．
- 本症は病巣感染などが原因となるが，時に内臓悪性腫瘍が存在する．

■**匐行性迂回状紅斑**
- 環状紅斑が規則正しく縞模様に配列し，瘙痒を有する（図5）．環状紅斑の把握が重要である．高率に内臓悪性腫瘍を伴う．

■**腫瘍性紅皮症**
- 全身の皮膚が潮紅し，時に鱗屑を付すもの（図6）．
- 紅皮症自体は湿疹続発性や炎症性角化症，水疱症，膠原病，感染症，薬疹など多数の原因があるが，なかには腫瘍性紅皮症が存在するため注意が必要．
- 主に菌状息肉症，Sézary 症候群，リンパ腫，白血病などが原因となる．

診断がついたらどうする？

- いずれの病態でも，内臓悪性腫瘍の有無を検索し，発見された場合にはその治療が

最優先である。
- 黒色表皮腫では実に約6割が早期胃癌からくる悪性型である。つまり，本症を正確に診断すれば，早期胃癌を治癒せしめる可能性も十分に高く，その重要性を認識しなければならない。
- なお，皮膚症状は原則として基礎疾患を治療することで軽快することが多い。
- 紅皮症の場合，皮膚に血球系腫瘍細胞が存在するため，皮膚生検を行い病理診断するとともに，必要に応じて遺伝子検査などを行う。

アドバイス

- 悪性腫瘍のデルマドロームを中心に紹介したが，内臓悪性腫瘍の皮膚転移はもちろん，皮膚悪性腫瘍は多種存在し，多彩な臨床症状を呈するため，まず皮疹を診る目を養わなければならない。
- 少しでもおかしな皮膚症状と感じたら，皮膚科医に紹介することが重要。
- 皮膚科医にとっては，皮膚症状から内臓悪性腫瘍を見い出し，さらに内臓悪性腫瘍を治癒せしめることは，大きな喜びであり，やりがいでもある。

（安部正敏）

副乳

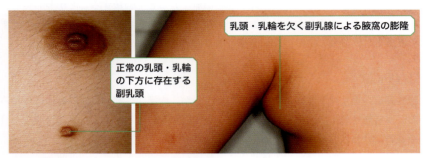

図1 典型像

（画像中ラベル：正常の乳頭・乳輪の下方に存在する副乳頭／乳頭・乳輪を欠く副乳腺による腋窩の膨隆）

なぜひと目で診断できるか？

- 胎生期に乳線（milk line）が存在した腋窩から胸部を通って，さらに鼠径，大腿内側に至る線上にみられる。乳頭，乳輪に類似した外観や，月経周期と一致して圧痛・腫脹のみられる皮下硬結を呈する。
- 女性では思春期や妊娠時に気づきやすい。

発疹の診断で留意すべきこと

- 乳頭，乳輪，乳腺組織がそれぞれ単独，あるいは種々の組み合わせでみられる。多発例では片側性の場合と対側性の場合がある。乳頭，乳輪のみの場合は母斑と間違えやすい。
- 乳腺組織を伴うものでは乳汁分泌，乳腺炎，線維腺腫，乳癌などを生じうる。

診断がついたらどうする？

- 本来の乳腺と同様に乳癌などの腫瘍が発生しうることを説明しておく。
- 乳頭，乳輪が主体のもので整容的に問題となる場合には切除する。
- 乳腺組織を伴うものを全摘するには比較的大きな傷を残すことになるので，予防的切除の必要性はないことを説明する。

アドバイス

- 腋窩の副乳は乳腺組織のみ存在することが多いため，月経周期や妊娠に伴う変動が明らかでない例では診断に生検が必要となることが多い。　　　　（田村敦志）

真珠様陰茎小丘疹

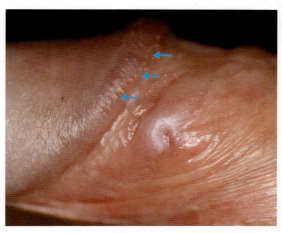

図1 典型像
陰茎冠状溝に沿った白色から灰白色の小丘疹（→）

なぜひと目で診断できるか？

- 20〜30歳代の男性の陰茎冠状溝に沿って白色から灰白色，時に紅色を呈する小丘疹が線状に配列する。大多数の症例で，丘疹は1列から2列の配列をとるのが特徴である。しばしば，乳頭状外観を呈し尖圭コンジローマ（→185頁）が疑われることもある。

発疹の診断で留意すべきこと

- その特徴的な外観から，診断は比較的容易であるが，時に異所性脂腺増殖や尖圭コンジローマとの鑑別が問題となる症例があり，病理検査が必要なこともある。
- vestibular papillae of the vulva は女性に生ずる同様の病変である。

診断がついたらどうする？

- 発症原因は不明であるが，生理的範囲内の変化であるとする考えが一般的である。
- 整容的観点を除き，無治療でよい。患者が希望する場合は病的意義は低い点を理解させたうえで，凍結療法やCO_2レーザーによる治療を行う。

アドバイス

- 外来でみることは少ないが，本症を有していても患者本人が問題視せず，受診しない割合がかなりに上るものと考えられる。患者は性感染症を心配する場合も多く疾患概念をきちんと説明し，安心させることが重要である。

（安部正敏）

フォアダイス状態

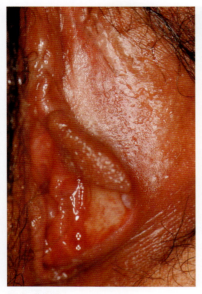

図1 典型像

なぜひと目で診断できるか？
- 10〜30歳代の女性のアポクリン汗腺分布領域，つまり腋窩，乳輪，臍囲，外陰部に，米粒大から半米粒大の皮膚常色から淡紅色調の充実性丘疹が集簇する。
- 比較的強い瘙痒を伴う。また男性にも生じうる。

発疹の診断で留意すべきこと
- 搔破により病巣部に存在する毛は疎となり，短く切れその後脱落する。さらにアポクリン発汗は減少する。苔癬化はみられない。
- 精神的緊張，月経，性行為，運動などで増悪し，女性では妊娠や閉経により軽快，治癒することがある。

診断がついたらどうする？
- 通常，治療は瘙痒に対しステロイド外用や局注が選択される。治療中はある程度有効であるが，中止により再発することが多い。
- この他，テストステロンや経口避妊薬の内服，また腋窩では外科的切除術が選択されることがある。

アドバイス
- 患者は，時に悪性腫瘍と勘違いし，その存在部位からなかなか受診に踏み切れず，1人で悩んでいる場合がある。
- 一種の生理的変化であることを正しく説明し，安心させることが重要。

（安部正敏）

陰部軟属腫

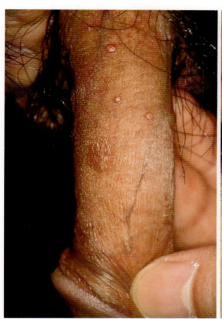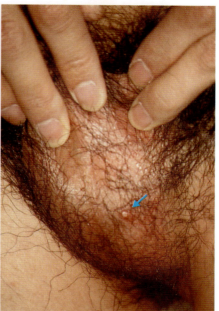

図1 外陰部にみられた陰部軟属腫

なぜひと目で診断できるか？
- 伝染性軟属腫同様の中央臍窩を有する光沢性小結節が外陰部などに多発する．
- 他の部位にも伝染性軟属腫がみられることが多い．

発疹の診断で留意すべきこと
- 成人に伝染性軟属腫がみられる場合は，性感染症あるいは免疫不全の存在が示唆される．
- AIDSをはじめとする性感染症診断のきっかけとなることが多い．

診断がついたらどうする？
- AIDSを含めて他の性感染症，免疫不全徴候がないかをチェックする．
- 治療は，希望すれば鑷子などで摘除する．

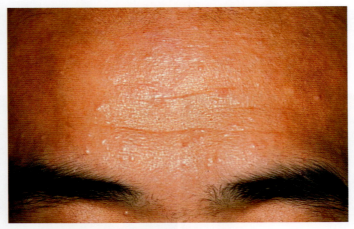

図2 前額にも伝染性軟属腫が多発

アドバイス

・伝染性軟属腫は，小児と濃厚接触がある母親などにみられることもあるが，小児の皮膚疾患と考えられてきた。
・成人にみられるようになったのはAIDS患者がみられるようになって以降である。
・様々な性感染症を併発することも多い。

（宮地良樹）

IVRによる放射線皮膚障害

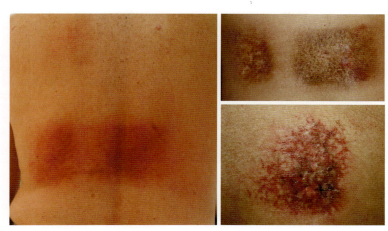

図1 典型像

なぜひと目で診断できるか？
- IVR（interventional radiology）治療の既往がある患者の特有の部位に，特徴的で境界鮮明な限局性の紅斑がみられる。
- 慢性期では色素沈着，毛細血管拡張，落屑などがみられる。

発疹の診断で留意すべきこと
- IVR治療の既往を確認する。
- 施術した医師に積算照射線量や照射量の管理が行われていたかどうかを確認する。

診断がついたらどうする？
- 放射線皮膚炎に準じた治療を行う。
- 長期にわたり皮膚壊死や潰瘍形成がみられる場合は悪性所見の有無を検証する。

アドバイス
- IVRに伴う放射線皮膚障害の防止に関するガイドライン策定後，発症はかなり減少したが，施術した医師さえ気づかない事例も散見された。熱心な，あるいは不適切な施術に起因することが多い。 　　　　　　　　　　　　　　　　　　　　　（宮地良樹）

Sutton 母斑

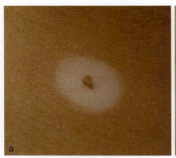 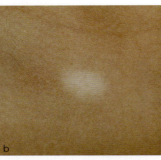

図1 典型像
（a）中央に色素性母斑を，周囲に完全脱色素斑を認める。
（b）aの3年後の写真。中央の色素性母斑は完全に色素を失っている。周囲の白斑も辺縁から色素新生を認める。

なぜひと目で診断できるか？
- 中心に色素性母斑があり，その周囲に完全脱色素斑を生じている（図1）。
- 患者自身が，もともと"黒子"のあった部位の周囲に変化が起きたと主張する。
- 中心部の色素性母斑そのものの色調も減弱していることがある。患者によっては，同部位のかゆみを訴える。

発疹の診断で留意すべきこと
- 診断に迷うことは少ないが，全身性のメラノサイトに対する自己免疫反応がないかどうか，つまり他部位に尋常性白斑がないかどうか確認する。

診断がついたらどうする？
- Sutton母斑以外の正常皮膚に白斑を認めれば，自己免疫性甲状腺疾患やVogt-小柳-原田病などを念頭に置いて診療する。合併症があれば専門医へ紹介する。
- また，中央部分の色素性母斑をターゲットとした自己免疫反応が病因であるため，中央部の色素性母斑を切除すると反応が止まる場合もある。
- 外科的治療を希望する場合も皮膚科医を紹介する。

アドバイス
- 全身性自己免疫性疾患の一部分症状である可能性を念頭に置き鑑別診断を進める。

（谷岡未樹）

外陰部被角血管腫

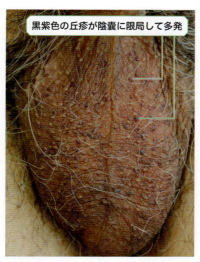

黒紫色の丘疹が陰嚢に限局して多発

図1 典型像

なぜひと目で診断できるか？
- 高齢者の陰嚢にしばしばみられる1〜6mm（平均3mm程度）の暗赤色から黒色調の丘疹。
- 単発あるいは多発し，表在血管に沿って多発しやすい。
- 陰嚢に限局することが多いが，陰茎や女性の大陰唇にも発生する。

発疹の診断で留意すべきこと
- 単発で黒色調の場合には悪性黒色腫などのメラノサイト系腫瘍と紛らわしい。
- 表面に鱗屑や軽度の角化がみられる。
- 出血を主訴として来院することがある。
- 精索静脈瘤など静脈圧の上昇をきたす基礎疾患が存在する場合がある。

診断がついたらどうする？
- 整容的な問題のみの場合には積極的に治療する必要はない。
- 加齢によって増大，増加するが，通常無害であることを説明する。
- 治療希望がある場合には，表在性血管病変治療用のパルス色素レーザーを保有している施設に紹介する。

アドバイス
- 通常，外陰部に限局したものは孤発例であるが，Fabry病などのライソゾーム病に伴い体幹に多発するびまん性体幹被角血管腫においても外陰部に病変を生じやすい。
- 念のために腰部，腹部など体幹にも同様の病変がないか確認しておくとよい。

（田村敦志）

21. この発疹を一発診断できますか？

爪甲鉤彎症

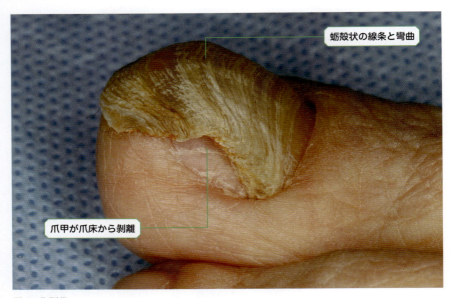

図1 典型像

なぜひと目で診断できるか？
- 爪甲が肥厚しながら縦方向の彎曲を増し，羊の角状，あるいは蛎殻状を呈する。
- 爪甲の透明感が失われ，黄褐色から黒褐色調である。
- 多くは母趾に発生する。

発疹の診断で留意すべきこと
- 高齢者に多く，複数趾に生じることもある。
- 爪甲がまっすぐに伸長せず，指趾の長軸に対して斜めに伸びている場合が多い。
- 爪甲が趾腹の方向にではなく，背側に向かって反り返っている場合もある。
- 必ずしも疼痛を伴うとは限らない。

診断がついたらどうする？
- 整容的な問題のみの場合には積極的に治療する必要はない。

- 先端が皮膚に喰い込んで痛みがある場合には，ケアが必要となる。
- 定期的な爪切りを指導して爪甲先端が周囲の皮膚に突き刺さるのを防ぐ。
- 足に合った靴の着用を指導する。

治療のコツと落とし穴
- 単に抜爪するのみではほとんどが再発する。
- 保存的治療としてグラインダーやヤスリを用いて形を整える方法があるが，健康保険の対象ではなく，一部の医療機関やネイルケアサロンなどが行っている。
- 外科的治療には爪を廃絶する方法と正常な爪の再生を期待する方法があるが，いずれも爪治療に詳しい専門的な医療機関へ紹介する必要がある。

アドバイス
- 家庭で爪切りの際に，一般的に使用されるクリップ型の爪切りでは鉤彎症の爪を切ることはできない。
- ニッパー型の爪切りを使用することで家庭でも切ることが可能となる。

（田村敦志）

老人性面皰

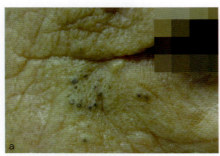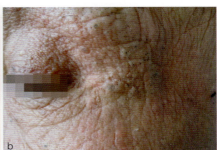

図1 典型像

なぜひと目で診断できるか？

- 通常，痤瘡の好発年齢にはほど遠い高齢者の眼瞼周囲や頬部，全額部に黒色の開放性面皰が多発(図1)。
- 時に面皰様黒色丘疹とともに，黄白色丘疹や比較的深い皺がみられることがある。

発疹の診断で留意すべきこと

- 発症には，中年以降における皮脂分泌亢進によることが指摘されている。このため，男性に多く発症する。
- 単発で比較的大型の皮疹の場合，脂漏性角化症の初期像や，稀ながら悪性黒色腫などと鑑別をする必要がある。

診断がついたらどうする？

- 整容的観点を除き，無治療でよい。高齢者が多いため治療を希望しない患者が多い。
- 巨大なものや，整容的にどうしても気になる皮疹は面皰圧出法を試みるとよい。

アドバイス

- 真皮における光老化の表現型であることを理解する。面皰の存在に加え，深い皺がみられる場合，Favre-Racouchot症候群と呼ぶ。
- 患者は若いころから長年にわたり紫外線を浴び続ける生活を送っていたことが想像できるため，紫外線が発症に関与する日光角化症などをチェックするためのサインとなる。

（安部正敏）

肛門仙骨部皮膚アミロイドーシス

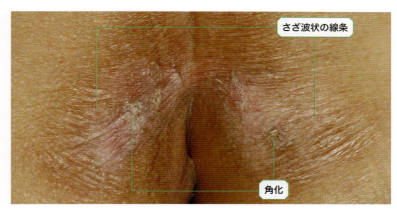

図1 典型像

なぜひと目で診断できるか？
- 高齢者の肛門に近い臀裂を挟んだ仙尾部にみられる。
- 表面粗糙な淡紅褐色，あるいは皮膚常色の角化性苔癬化局面を呈する。
- さざ波状あるいは放射状の線条を有することが多い。

発疹の診断で留意すべきこと
- 自覚症状に乏しいが，瘙痒を伴うこともある。亀裂やびらん，潰瘍を伴うと褥瘡と紛らわしい。長期間，座位で過ごしている人に多い。

診断がついたらどうする？
- 座位による圧迫や摩擦などの機械的刺激が原因と考えられ，座って過ごす際に厚手のクッションを使用するなど生活指導を行う。特別な治療は必要ないことを説明。

アドバイス
- 瘙痒を伴う場合もあり，苔癬化局面を呈するため慢性湿疹に類似した臨床像を呈するが，ステロイド外用薬や角質軟化薬への反応は悪い。
- 日本に多くみられるため，畳や硬い椅子などに座る生活様式と関連していると考えられ，これを改善することが大切である。 （田村敦志）

21. この発疹を一発診断できますか？

肛囲溶連菌性皮膚炎

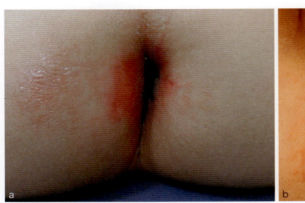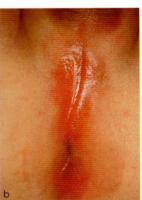

図1 典型像

なぜひと目で診断できるか？

- 生後半年から学童期の男児に好発。肛囲や外陰部の丘疹，小水疱，膿疱を伴う紅斑。
- 時に皮疹は鱗屑を付し，びらんや出血を伴うことがある。また，排便後疼痛を訴えることもある。

発疹の診断で留意すべきこと

- 初期には瘙痒を訴えることがある。搔破による小外傷に続発することもある。
- 体部の伝染性膿痂疹の外陰部の包皮亀頭炎や外陰腟炎を合併することがある。

診断がついたらどうする？

- ペニシリン系もしくはセフェム系抗菌薬内服とともに，亜鉛華軟膏の外用を行う。
- 再発防止の観点からも，適切なスキンケア指導と実践も重要。

アドバイス

- 時に両親が，カンジダなどの皮膚表在性真菌症と自己判断し，市販の抗真菌薬を外用することで，症状を悪化させて受診する場合がある。
- 本症を知らなければ，オムツかぶれなどの湿疹皮膚炎群と誤診してしまい，一般人と同じレベルとなってしまう。

（安部正敏）

索引

欧文

A
ADM(acquired dermal melanocytosis)　119
Auspitz 現象　110

B・C
Behçet 病　72
Bowen 病　150
Celsus 禿瘡　134

D
Darier 病　102
deck-chair sign　50
Dennie's line　16
diabetic sclerodactyly　64
dirty neck　14
DLSO(distal and lateral subungual onychomycosis)　199
DTI(deep tissue injury)　81

E・F
EPF(eosinophilic pustular folliculitis)　98
Favre-Racouchot 症候群　238
Forchheimer spots　176

G・H
Gibert ばら色粃糠疹　26, 112
Gottron 徴候　66
Hertoghe 徴候　16

I・J
IVR(interventional radiology)　233
JORRP(juvenile-onset recurrent respiratory papillomatosis)　186

K・L
Köbner 現象　65
Koplik 斑　175
Leser-Trélat 徴候　151, 225

M・N
MDRPU(medical device related pressure ulcer)　81
mechanic's hand　66
NPPK(Nagashima-type palmoplantar keratoderma)　105

P
pearly nail　18
PSO(proximal subungual onychomycosis)　199

R
Raynaud 現象　61
Recklinghausen 病　147

S
Sjögren 症候群　69
SLE(systemic lupus erythematosus)　67
Stevens-Johnson 症候群　51
Sutton 母斑　234
SWO(superficial white onychomycosis)　199

T
tapering hair　133
TDO(total dystrophic onychomycosis)　200

V
V サイン　65
Vidal 苔癬　32
VSLDN(verrucous skin lesions on the feet in diabetic neuropathy)　220

W
Werner 症候群　64
Wickham 線条　114

和文

あ
亜鉛欠乏症　122
悪性黒子　166
悪性黒色腫　150
悪性腫瘍　225
アトピー性皮膚炎　12, 14, 16, 18, 19, 76
アトピックドライスキン　12

い・う
異汗性湿疹　27
医療関連機器圧迫創傷　81
陰部軟属腫　231
魚の目　106

え
エリテマトーデス　57, 60
遠位側縁爪甲下爪真菌症　199
円形脱毛症　132
炎症後脱色素斑　117
炎症性表皮嚢腫　152
遠心性環状紅斑　226

お
太田母斑　143
太藤病　97

か
外陰部被角血管腫　235
外歯瘻　7
疥癬　216
角質増殖型足白癬　197
角層　7
化膿性汗腺炎　195
痂皮性膿痂疹　189
カフェオレ斑　147
貨幣状湿疹　21
仮面様顔貌　5, 62
眼瞼黄色腫　121
眼瞼汗管腫　158
環状紅斑　69
環状肉芽腫　220

関節リウマチ　64
乾癬　109, 201
乾燥肌　222
陥入爪　139
肝斑　119
汗疱　27
顔面毛包性紅斑黒皮症　108

き・く
基底細胞癌　150
丘疹　4
丘疹紅皮症（太藤）　49
強指症　6, 61
強皮症　61
頬部紅斑　57
近位爪甲下爪真菌症　199
グロムス腫瘍　157

け
鶏眼　106
ケジラミ症　218
血管拡張性肉芽腫　156
血管性浮腫　38
血管肉腫　164
結節　4
結節性硬化症　117
結節性紅斑　47
結節性痒疹　40
原発疹　1

こ
肛囲溶連菌性皮膚炎　240
口腔粘膜　8
厚硬爪甲　200
高コレステロール血症　121
好酸球性筋膜炎　63
好酸球性膿疱性毛包炎　97
紅色皮膚描記症　19
後天性真皮メラノサイトーシス　119
後天性穿孔性皮膚症　222
後天性表皮水疱症　91
紅斑　2
肛門仙骨部皮膚アミロイドーシス　239

黒色癬風　204
黒色表皮腫　225
固定薬疹　53
コリン性蕁麻疹　36

さ

再発性口唇ヘルペス　168
再発性性器ヘルペス　170

し

シイタケ皮膚炎　30
自家感作性皮膚炎　22
色素性痒疹　42
色素沈着　223
色素斑　2
自己免疫性水疱症　85
脂腺母斑　145
紫斑　2, 69
脂肪腫　154
脂肪類壊死症　219
しもやけ　60
若年性再発性呼吸器乳頭腫症　186
酒皶　58, 124
腫瘍　4
腫瘍性紅皮症　226
腫瘤　4
掌蹠膿疱症　94, 201
初期硬結　210
褥瘡　80
女性型脱毛症　137
脂漏性角化症　149, 225
脂漏性皮膚炎　25, 68
神経線維腫症1型　147
神経皮膚症候群　116
真珠様陰茎小丘疹　229
尋常性魚鱗癬　99
尋常性痤瘡　126
尋常性天疱瘡　87
尋常性白斑　116
真皮　7
深部損傷褥瘡　81
蕁麻疹　34

す

水疱　5
水疱性膿痂疹　189
水疱性類天疱瘡　85
ステロイド痤瘡　130
スポロトリコーシス　208

せ

青色母斑　141
石灰化上皮腫　154
接触皮膚炎　58, 222
全異栄養性爪真菌症　200
前脛骨部色素斑　219
尖圭コンジローマ　185, 229
全身性強皮症　61
先天性三角形脱毛症　135
先天性脱色素性母斑　117
先天性表皮水疱症　91
全頭型脱毛症　133

そ

爪囲紅斑　66
爪甲鉤彎症　236
掻破痕　44
続発疹　1

た

帯状疱疹　172
苔癬　32
苔癬化　33
多形皮膚萎縮　67
たこ　106
単純性苔癬　32
男性型脱毛症　134, 136
丹毒　58, 191

ち

チャドクガ皮膚炎　214
蝶形紅斑　57
腸性肢端皮膚炎　122

つ

爪乾癬　110

爪白癬　199
爪扁平苔癬　201

て
手足口病　183
手足症候群　55
手湿疹　68
デルマドローム　9
伝染性紅斑　58, 181
伝染性軟属腫　187, 231
伝染性膿痂疹　189
癜風　204

と
凍傷　83
透析　221
透析アミロイドーシス　222
凍瘡状エリテマトーデス　60
糖尿病　219
糖尿病性壊死　220
糖尿病性強指症　64
糖尿病性水疱　220
特発性蕁麻疹　34
突発性発疹　179
とびひ　189
ドライスキン　44, 222
トリコチロマニア　134

な・に
長島型掌蹠角化症　104
ニキビ　126
日光角化症　160
乳房外 Paget 病　117, 162

ね・の
粘膜　8
膿疱　5

は
梅毒　210, 212
稗粒腫　159
白色癜風　204
白色皮膚描記症　19

白癬　10, 197, 199
白癬菌抗原キット　203
白斑　2
ばら疹　212
汎発型脱毛症　133
晩発性皮膚ポルフィリン症　224

ひ
皮脂欠乏性湿疹　23
皮膚型色素性乾皮症　77
皮膚石灰沈着症　224
皮膚瘙痒症　44, 222
びまん性脱毛　122
表在性白色爪真菌症　199
表皮　7

ふ
風疹　176, 178
フォアダイス状態　230
副乳　228
付属器　7

へ
ヘラルドパッチ　112
ヘリオトロープ疹　65
胼胝　106
扁平苔癬　114

ほ
蜂窩織炎　193
放射線皮膚障害　233
膨疹　4
匐行性迂回状紅斑　226
ポルフィリン症　78

ま
巻き爪　139
麻疹　174, 178
マラセチア毛包炎　206
慢性光線性皮膚炎　76

み・め・も
水虫　10

面皰　6, 126
毛孔性苔癬　108

や・よ
薬剤性光線過敏症　74
薬剤性ポルフィリン症　77
葉状白斑　117

ら・り
落葉状天疱瘡　89
緑色爪　201

ろ
老人性血管腫　155
老人性面皰　238
老人斑　119